漫漫腸路

停看聽

姚紀高 著

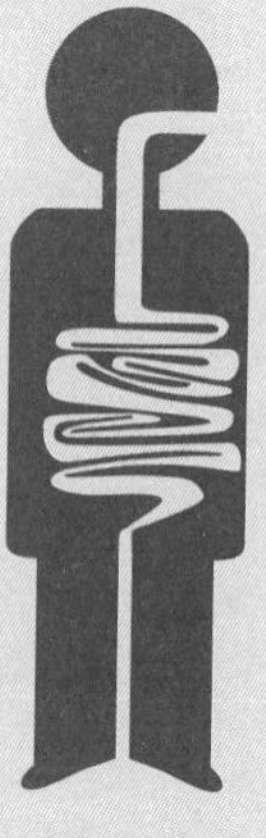

目次｜CONTENTS

第二章 腸識篇

第三章 疾病篇

第四章 保健篇

剖腹產對孩子健康的長遠影響

本書第一章觀念篇中〈為何說剖腹生產千萬要不得呢？〉所說：「由於沒有經過生殖道這一關的洗禮，剖腹產小孩在成長中大都有免疫能力較差、呼吸系統不好、感覺統合失調、情緒化較強烈和注意力不集中等諸多問題。」個人心裡頗有感觸。三十多年前在醫師審慎評估後進行剖腹產，一雙兒女成長過程與作者論述似有相符之處，不免對孩子有那麼點歉疚，真的奉勸準媽媽們除非必要，自然產才是王道。

「吃甜食又讓妳胃食道逆流了嗎？」相信這句廣告詞大家一定印象深刻！對照到幽門螺旋桿菌真的一無是處嗎？幽門螺旋桿菌具有調節胃酸的功能，缺乏的人會經常出現燒心、胃酸逆流現象……，相信您會有興趣往下看個究竟！

作者二〇〇七年《腸道清道夫——寡糖》一書，如何促進腸道菌群平衡對健康的重要；此次從不同層面——觀念篇、腸識篇、疾病篇到保健篇，篇篇資料皆有所本，且貫穿古今中外，並把生硬的專業知識描述成淺顯易讀的話語，個人閱讀本書的感覺是輕鬆有趣又可增長知識。

——三軍總醫院營養部主任　王秀媛

腸道菌相的微觀世界

二〇一六金猴年春天，身邊親友間傳來不少新生兒誕生的喜悅消息，不過也聽到幾位疲累媽媽轉述小嬰兒夜間哭鬧，經常需要挑燈夜戰安撫照料，歸咎原因常見是小寶貝的腸脹氣問題。於是婆婆阿姨們輪番上陣，有傳統塗麻油按摩的、有擦脹氣藥膏的、也有告誡授乳媽媽要禁戒生冷食物的，不過最終還是藉由專業醫師給的口服益生菌改善了這項問題，想想這腸道菌相的微觀世界可真能牽動一群大人及小兒的生活情緒，誰說它僅是微小或是可被漠視忽略呢？

進步的科學研究，讓近代營養界由天然食物中，發現了較以往更多元有益健康的營養素，這也是發展人工營養製劑無法滿足之處，而由上帝賜與小嬰兒的食物——母乳中竟也發現含有乳酸菌成分，那麼就人體所需要的營養元素，可以如何再思維與定義，將會是未來營養科學研究者的重要挑戰。

認識姚老師多年，知道他一直致力於腸益菌與益菌元素之研究開發事業，並也投入教學工作，這等認定目標、努力堅持的理念精神，是推薦讀者閱讀本書的基本理由。另外我也喜歡本書的編排方式，由一般觀念起做新知識深入淺出的介紹，再談到現代人常見的問題疾病與其保健方法，讀來有層次也容易理解。

人一生中所能看見與認識的事務何等有限，聖經：「人活著不是單靠食物，乃是靠上帝口中所出的一切話。」或者有機會調轉眼目，用心關注體會那微觀世界中與您身心的互動對話，即能發現另一個柳暗花明的平衡健康。

——彰化基督教醫院體系營養暨膳食部主任　林佳青

漫漫腸道路悠長，人菌共生互幫忙；脾主運化兼營衛，腸保健康享福祥。

看著姚紀高學長的書稿，不禁想起三十年前的營養概論，第一堂課就是從消化系統講起，因為正常狀況下，來自食物的營養素，必須藉著腸道消化、分解與吸收，才能被人體利用。成年人的小腸可能長達六公尺，加上一點五公尺長的大腸，再加上食道與胃，消化道約莫有八公尺的長度。藉著這條比人的身高長數倍的管腔，人體可以獲取營養的供應，然後成長與發育，並且為我們提供生活在世間所需的能源與各種養分。唯有從消化道獲得足夠的營養，我們才能自由自在地健康生活。中國傳統醫學說「脾主運化」、「脾為後天之本」中的「脾」，正是指我們的消化系統。

一九九七年，偶然在報紙上看到了益生菌(probiotics)與益生原(prebiotics)

的說法。心想：這是什麼？老師沒教過啊！於是透過網路搜尋與查閱圖書館的文獻，發覺：原來人類腸道中有這麼多細菌，而且不只有致病菌，還有有益人體的菌！因此寫了《健康長壽從「腸」計議——談腸內好細菌》與《新腸內革命——談體內好菌與壞菌的戰爭》等兩篇文章投稿在雜誌，也因此與姚學長相識。

隨著營養醫學對人體生理的了解，更透過人與微生物互動的研究，三十年前少為人知的人菌共生與互利關係一一被揭開。這樣的瞭解，進一步驗證了中國傳統醫學「脾主營衛」中「衛」的說法。「營」是指「營養」，「衛」是保衛。為何如此說？現代醫學已證實我們的消化系統其實也是「免疫系統」的一部分，而腸內細菌也不都是壞菌，還有許多可以幫助我們獲得健康的好菌。再者，中醫「脾主運化」的說法，除了我們的消化系統可以消化吸收各種營養素，並運送到身體各部分來利用之外。現在更知道因為各式各樣細菌在腸道中的生長，與人體互動，影響了我們的消化、吸收、免疫、內分泌、神經……等機能，對於人體維持健康、對抗疾病，不論在生理層面或是心理層面，都佔有一席之地！

一晃眼，看姚學長所寫《一肚子好菌》已是十五年前的事，但彷彿就在眼前。啜飲清茶，翻閱《漫漫腸路停看聽》書稿，在腸識篇裡悠遊，眼看漫漫腸道發生的大小事，體會疾病篇裡生命的起伏與人生的病老，其中所道出的人菌互動，不禁讓人擊節歎賞，原來人體與細菌之間竟有如此千絲萬縷的牽連！當你從觀念篇裡瞭解了如何與細菌相處，懂得掌握與其和平共生的原則，就能獲得健康寶庫的鑰匙，從中寶庫中擷取安康。

——馬偕紀念醫院資深營養師 趙強

保持微生態平衡，維護健康的身體

腸道，人體的消化器官，主要功能為消化吸收。隨著醫療科技知識的進步，腸道不再只是消化系統，它也是人體重要的免疫、內分泌、排毒系統，因大於百分之七十的免疫細胞會集中在腸道，維持腸道健康，所以腸子健康，人就健康。

若要說「人類全身都是細菌」一點也不為過，我們的腸道內至少棲息了一百六十種左右的細菌，數量可達一百兆，只是我們與細菌之間已形成共生的關係，達到一個微生態平衡，來維持健康的身體。因此當微生態失去平衡，身體健康就出現問題，而本書提到眾多疾病與腸道菌不平衡有關，且對於腸道菌與疾病發生的機制，也都有清楚的說明。

作者鑽研腸道細菌多年，因此對整個腸道細菌的研究史、對人類生理生化的影響、對人類健康的貢獻、疾病的預防等，都有深入的瞭解。對目前市場上各種益生菌、益菌生及益生素等，給予客觀的剖析，以深入淺出的方式，讓讀者在讀完每個章節後，能更清楚認識腸道細菌，是一本值得收藏的好書。

——台北醫學大學附設醫院營養室主任　蘇秀悅

科學家也瘋狂——如火如荼的腸道細菌研究

在過去漫長的一段時間內，腸道細菌從未成為科學家認真對待的課題，箇中最重要的原因就是受限於研究手段。以前人們若想認識一個細菌，先得將其分離培養，再用顯微鏡去鑒定，但腸道細菌大都是厭氧菌，一遇到有氧環境就迅速死掉，因此很難把它們逐一分離出來並予識別，更遑論很多細菌還是共生關係，根本無法單獨培養了。

物理學家告訴我們，宇宙中百分之九十以上的物質是「暗物質」，我們看到的物質只占宇宙總量的百分之五。同樣的在微生物學領域裡，我們無法通過培養方法觀察研究的微生物物種，估計有百分之八十五至九十九，這些不能現出原形的微生物也可以類比為微生物世界的「暗物質」。

如今由於分子生物學技術的突飛猛進，科學家們不再研究細菌個體了，轉而從基因的層面——即鏈狀DNA和RNA的結構瞭解腸道細菌。由於DNA和RNA能在常規的有氧實驗環境下進行研究，所以他們可從人體或糞便中採樣，再從樣本中提取遺傳物質進行測序分析。

自從二〇〇七年美國和歐盟先後啟動「第二人類基因組計畫」以來，腸道細菌研究受到全球空前的重視，迄今依然方興未艾，短短幾年時間裡，諸多有關腸道微生態與人類疾病關係的科研報告，在《科學》（Science）、《自然》（Nature）和《細胞》（Cell）等等頂尖雜誌上相繼發表，著實讓人眼界大開，目不暇給！

當今腸道細菌的研究與上個世紀最大的不同，就在於逐漸超越基礎觀察和相互關係分析的層次。換句話說，科研人員不光是描述了現象，還企圖揭露現象背後的更深層次的分子機制，希望明確具體的微生物譜系與疾病的關聯，找出各類疾病的特定菌群，並通過檢測腸道菌群的組成來確定個體是否患有某種疾病。吾人可以預期的，科學家們的努力成果將會是未來醫學上的一個重大突破。

細菌學之父 Louis Pasteur 早就提出過非常有遠見的假設：我們人類身體的健康與腸內微生物菌群是密切聯繫在一起的。儘管就像指紋與眼睛虹膜一樣，世界上沒有哪兩個人的腸道菌群是相同的，然而，每個人腸內細菌的組成和活動與生老病死息息相關，卻是毋庸置疑的。

本書主要取材於國內外這些年來的相關研究文獻編撰而成，原稿大抵是筆者在海峽對岸教學時所用的補充教材，字裡行間難免摻雜了個人的一些主觀看法，若有不當之處，尚祈讀者諸君不吝惠予指正，不勝感激！賜教信箱：bifitose100@aliyun.com。

第 I 章

觀念篇

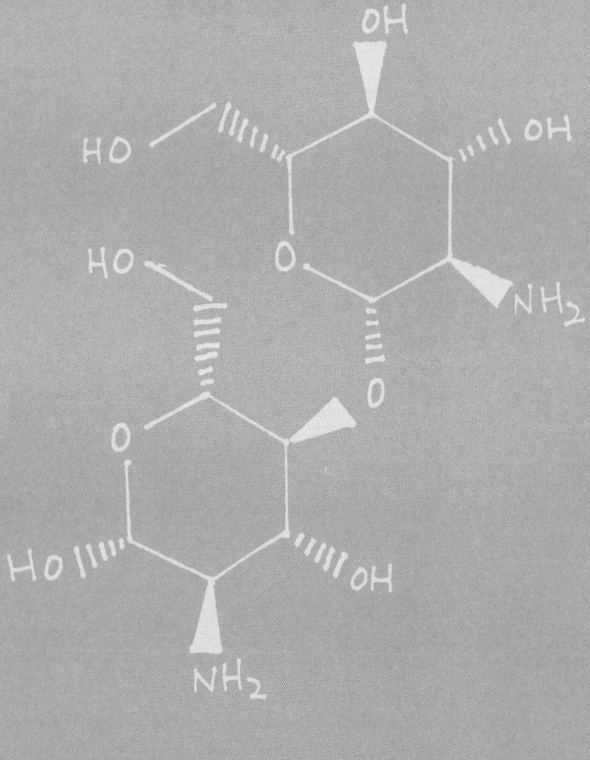

為何說腸道細菌研究是當代的顯學？

長久以來，主流醫學研究一直都忽略了腸內細菌的影響，以致疾病預後不盡理想，但今已非昔比，腸內細菌逐漸從醫學界的棄兒變成寵兒了，各路媒體也會經常報導一些腸內細菌研究動態的新聞。

在一九九五年前，益生菌的科學文獻每年最多也只是十來篇，現在的數量至少已增加到百倍以上，腸內細菌受到史無前例的注目，由此可見一斑。

原是冷門的腸內細菌學之所以會引起廣泛重視，當今獨領風騷，遠因就是抗生素的濫用突顯了腸道正常菌叢的作用，同時也促進了微生態學（Microecology）的發展；近因則是受到人類基因圖譜完成的啟發。

在這之前，科學家們認為只要打開生命密碼去氧核糖核酸（DNA），就可以解決疾病問題，結果事與願違，因為人類是動物真核細胞與微生物原核細胞的綜合體，僅僅研究身體內部百分之十的人類細胞，而不管佔有百分之九十的微生物細胞是遠遠不夠的。有謂「九分細菌一分人」，微生物所擁有的基因可是人類基因的一百多倍，尤其彼此之間還存在著基因的交流。試問，吾人能坐視而不顧乎？

職是之故，二〇〇七年十二月十九日，美國國立衛生研究院（NIH）宣佈正式啟動一項新的基因工程：人類微生物群系計畫（Human Microbiome Project），並投入鉅資研究人體微生物群系變化與健康狀況之間的關係。

無獨有偶，歐盟在二〇〇八年元旦也結合了中國、日本和新加坡等國家展開「人類腸道元基因組計畫」（Metagenomics of the Human Intestinal Tract）[1]，針對人體腸內細菌進行一次全面性的基因大普查。

同年十月十五日，兩邊人馬終於齊聚一堂，在德國海德堡成立「國際人類微生物組聯盟」（IHMC），以解析人類共生微生物與健康關係為目標，推動全面的國際協調合作。

上述概可統稱為「第二人類基因組計畫」的初步研究成果，開始於二〇一〇年三月四日和五日，分別發佈在《自然》（Nature）與《科學》

1. 元基因組學（Metagenomics）是一種以環境樣品中的微生物群體基因組為對象的新微生物研究法，它並不需要分離個別的細菌，即可以研究無法被實驗室培養出來的微生物。

（Science）兩大著名期刊上。這兩份國際頂尖學術雜誌不約而同地刊登了相關的文獻報告，不啻是代表當今科學界對腸道菌叢與人體健康關係日益看重的一個標幟！

我們深信在各國科研人員攜手合力下，不久的將來當會更清晰瞭解到腸內細菌在健康長壽上所扮演的角色和作用機制，進而應用到各種疾病的防治上。

你知道世界腸道健康日嗎？

當今每個月至少都有選定一天為國際性疾病防治日，其中「世界腸道健康日」被訂在每年的五月二十九日。它是由「世界胃腸病學組織」（World Gastroenterology Organisation，簡稱 WGO）[2] 所提出的，其宗旨一言以蔽之，就是要提醒世人關心腸道，健康最大的威脅即來自這個臟器，絕不能掉以輕心，等閒視之也。

2. 世界胃腸病學組織網站 http://www.worldgastroenterology.org

世界胃腸病學組織是由全球一百一十個國家級的學會與四個區域性胃腸病學會所組成的聯盟，歷史悠久，成員逾五萬，平時除了發行「臨床胃腸病學」（Clinical Gastroenterology）期刊，以及在世界各地開辦初級和高級班，致力於組訓醫療人員，提升專業能力外，也經常編撰與治療相關的全球臨床指南，並公諸於世供人參考。該組織自二〇〇五年在美國召開首屆世界胃腸病大會後，每隔四年就會輪流在各大洲舉辦一次。

近十年來科學的研究正在不斷地擴大和加深吾人對腸內細菌的認識。二〇一四年二月，「世界經濟論壇」（World Economic Forum）所屬的全球議程理事會，就曾評選並公佈了即將有望實現的十項影響人類未來的前沿技術，其中一項就是人體菌群療法，亦即微生態療法（請參見本書〈微生態療法的意義和內容是什麼？〉一文），該會認為由健康腸道菌群組成的療法，可望改進和提升現代醫療診治的水準。

無巧不成書，二〇一四年五月的「世界腸道健康日」，世界胃腸病學組織敲定的主題即為「腸道微生物對健康和營養的重要作用」。擔任本次活動主席的西班牙 Vall d'Hebron 大學醫院的 Francisco Guarner 說得好：「我們最近瞭解到腸道細菌對於各種紊亂的作用，這清楚地說明了每個人都可以很大程度上通過對菌群的調理來保持健康。」他認為「無論是醫生、病人還是普通大眾，不管是疾病管理還是日常健康維護，現在都應關注腸道菌群這一重要因素！」

其實腸內細菌與人體健康和疾病的關係，早在上個世紀六〇年代便被有識之士所大概瞭解，只是主流醫學研究一直忽略了腸內細菌的影響罷了，這也就是對諸多疾病束手無策的主因。不過，幸拜美國在二〇〇七年底帶頭啟動的「人類微生物組計畫」之賜，腸道菌群紊亂與各種腸道和腸道外疾病的關連，如今業已愈來愈受到人們認同和重視矣。

世界腸道健康日訂於一九五九年，值此腸內細菌的研究蔚為風氣的當下，無疑更能彰顯這個日子訂定的意義了。

為何說腸道是身體真正的健康中心？

中醫「脾胃學說」的創建者——金代的李杲在《脾胃論》一書裡有句名言：「脾胃不足為百病之始。」顯然古人憑藉豐富的臨床觀察心得，早即有身體的健康中心在腸道的概念矣。

現代醫學則告訴我們，腸道是體內最大的消化器官、最大的免疫器官、最大的排毒器官、最大的內分泌器官、最大的酵素製造器官、最大的體內屏障器官，同時也是神經叢最密集的器官。看以上這些描述，吾人亦不難瞭解腸道乃是身體健康中心的道理了。

讀者諸君知道嗎？這個健康中心的首席執行官就是腸道細菌。乳酸菌的發現者，細菌學之父——法國的 **Louis Pasteur** 在十九世紀便有先見之明：「我們人類身體的健康與腸內微生物菌群是密切聯繫在一起的。」

自從二〇〇八年國際合作的「第二人類基因組計畫」啟動以來，今天已有越來越多的研究證據，表明了腸道細菌與身體各個系統皆有十分緊密的關聯，它們在健康和疾病上發揮著很關鍵性的作用，正誠如美國德州理工大學的 Mark Lyte 所說的：「腸道的微生物器官就好比是一位體內恒定（Homeostasis）[3]和疾病的駕馭者。」

有謂「九分細菌一分人」，意思是說我們乃是細菌聚合而成的形體，一個會走動的培養皿罷了。這些年來較新的科研資料指出，在人體腸道內可發現近一千至一千一百五十種的細菌，數量達到一百兆，而每個人腸內至少都棲息著一百六十種為數可觀的細菌，其中約三分之一是大家都擁有的。它們與宿主在長期進化過程中逐漸形成了共生的關係，故稱之為「正常菌叢」（**Normal flora**）。

腸道細菌既作為一個整體存在，其可像器官那樣執行實質性的功能（腸內菌叢的機能如附簡圖），在微生態平衡時，對吾人身體的主要生理作用包括以下八個方面：

一是健全消化系統，增進營養素吸收；二是參與脂質代謝，保護心腦

3. 體內恒定（Homeostasis）是身體的一種自穩機制，意指人體會不斷設法去維持能穩定運作的平衡狀態，譬如說保持體液 pH 值的平衡等。十九世紀法國生物學家 Claude Bernard 首先敘述了這個概念。

腸內菌叢的機能

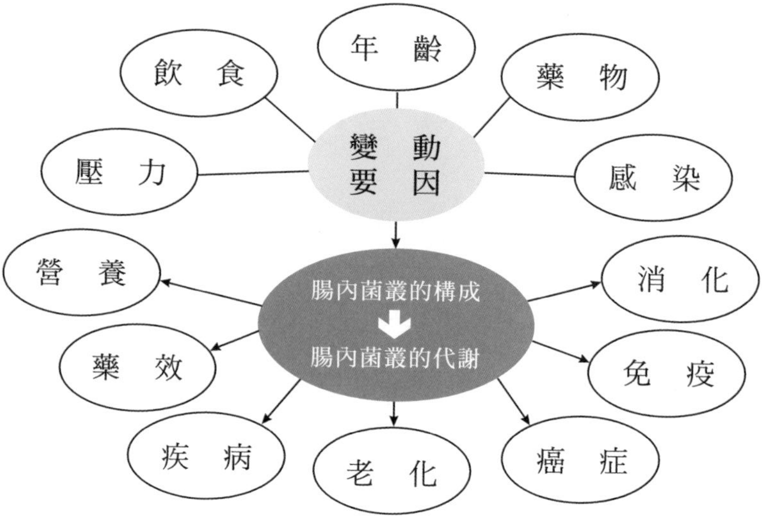

血管；三是調控神經系統，管住大腦活動；四是促進免疫細胞發育成熟，調節免疫系統平衡；五是預防癌症的發生，並提升抗癌藥物療效；六是維護腸壁屏障完整，阻止腸道滲漏症狀；七是維持體內恒定，發揮自愈能力；八是減少自由基傷害，延緩衰老過程。

反之，如果微生態失調，也就是說腸道菌群的種類、數量和比例發生異常變化時，那麼身體即會出現一系列的疾病了（相關內容請參閱本書其它篇章）。

微生態學是如何看待微生物的？

微生態學（Microecology）是一門研究宿主、微生物、內外環境三者之間緊密互動關係的學問，乃由德國學者 Volker Rush 在一九七七年提出的。與醫學觀點相左，在微生態學的概念裡，微生物本身並沒有好壞之分，它們會讓人生病都是有條件的，那就是定主改變（易主），定位改變（易位）和定量改變（易量）。茲簡要說明如下：

定主就是有一定的宿主，乃指微生物和宿主的種屬特異性。例如，存在動物體內的流感病毒並不會使動物生病，若宿主換成人類就有致病性，而同樣一種細菌即使有多個宿主，惟一旦易主的話，原來本是有益的細菌也可能變成有害菌了。

定位就是有一定的位置，即指微生物群所棲息的空間位置。同一種群雖在生物學上相同，在生態學上卻是不同的，若在原位有益，在異位就有害。例如大腸桿菌在消化道是正常菌群，但易位到泌尿道或呼吸道就是醫學所謂的「感染」了。

定量就是有一定的數量，意指在一個生態系裡所有微生物群和不同屬種的各自數量。微生物無處不在，只有定量檢查才具有其意義，例如在正常情況下，人體內與生俱來的各微生物群數量是恒定的，若易量了，亦即是比例改變就會致病。

微生態學看待微生物還有一個標準，那就是定性，意謂有一定的屬性，這是針對微生物種群的分離鑒定而言的，吾人可略而不論。因為定性與定主實是一體的兩面，定性是從宿主的角度來說的，而定主則是站在微生物這一方立論，觀點不同而已。

特別是定性屬於生物學的範疇，並不具生態學上的意義，例如，定性在醫學上乃系確定病因的重要依據，病原微生物雖是找到了，但對沒有任何臨床症狀的所謂「帶原者」又當如何解釋呢？我們總不能用一句「免疫力好」就含糊帶過吧！

現代醫學技術日新月異，醫學觀念似反而停滯不前，對微生物總是抱著「我們好，它們壞」（we good，they evil）的思維，大夫們斷病鮮有將腸道細菌這個「微生物器官」或者說「生理系統」聯想在一塊者。上述微生態學的「三定」疾病觀，足以彌補主流醫學向來見樹不見林的生物病因論[4]的缺失，進而有效促進疾病的療癒。

一肚子好菌的觀念是正確的嗎？

早年筆者曾寫了本名叫《一肚子好菌》的暢銷書，其實書名是出版社取的，並非自己的本意，因為命名雖有商業賣點，但有違生物多樣性的自然法則，也易誤導讀者以為腸內只要擁有清一色的有益細菌，那麼身體就會很健康。

今天大家對「生物多樣性」[5]這個生態學上的用語並不陌生，吾人日常生活中的食、衣、住、行、娛樂以及醫療等等都離不開生物多樣性，只是人

4. 生物病因論即單一病因論，意指一種病原體會導致一種疾病，其僅從單純的定性觀點而非定位和定量的一面來看待微生物，這種對疾病的認識是孤立且片面的，並不利治療。

5. 「生物多樣性」（Biodiversity）一詞是一九六八年由美國保育學家 Ramond.F.Dasman 首先提出的，而後一直到了一九八六年才逐漸在全球傳播開來。

們習於從宏觀生態學而非微觀生態學來解讀其重要性與價值，惟從健康的角度來看，後者的觀點要比前者更具有切身的意義。

誠如美國著名的生物學家Edward.O.Wilson早就說過的：「你並不需長途跋涉，甚至不必從椅子上站起來，也可以經歷生物多樣性的燦爛豐富，因為你本身就像一座熱帶雨林。」現已確知，人體內外微生物多達萬餘種，尤其是腸道就像海洋一樣包容著形形色色的物種，地球上生物多樣性最強、生命密度最大的地方可能就在這裡了。

然而令人擔憂的是，就像目前全世界的生態系統遭到破壞一樣，由於殺蟲劑、消毒劑和抗生素等的濫用，剖腹產的流風，加上無菌才是健康的觀念深植人心，抗菌產品無處不在，人類身上的微生物菌群也正在失去它們的多樣性！

生物多樣性的概念就是：一個生態系需要豐富的物種才能產生協同作用，維持穩定性、抗變力以及巧妙的平衡。近幾年來的大量研究都證實了腸內菌群組成的改變與失衡，除會導致腸道的病症外，還跟過敏、糖尿病、肥胖、癌症等等很多慢性疾病有著密切關係。

這也就是說，腸道微生物群的豐度對宿主有很大的影響，微生物多樣性程度越高，人體就越健康！記得有句環保口號「物種多樣性更加有利於人類生存」，這句話用在微生態學上再貼切不過了。

由於在成年後腸道微生物的組成通常相當穩定，因此生物多樣性豐度的高低，可視為一個個體的特徵來看待，也能較客觀地作為微生物功與過的依據，因為我們習慣把腸道細菌分成有益菌、中間菌和有害菌三類，這樣的區別實過於簡化而失真，既然微生物是構成身體的一部分，凡是存在的物種，必有存在的道理，它們對健康的正反影響得取決於定主、定位和定量等「三定」的變化（請參見本書〈微生態學是如何看待微生物的？〉一文）。

吾人須知，大自然是不會區分好與壞的，只有平衡和不平衡的問題！此亦即古聖先哲老子所謂的「萬物負陰而抱陽」的大道理也。

乳酸細菌不全是有益菌對嗎？

乳酸菌與人類生存息息相關，不過我們通常所謂的「乳酸菌」（**Lactic acid bacteria**）並不是微生物分類學上的名詞，其乃是泛指一類能發酵葡萄糖等碳水化合物而產生大量乳酸的微生物統稱，所以乳酸細菌涵蓋了產乳酸的細菌、黴菌和酵母菌。

乳酸菌是一八五七年法國偉大的 **Louis pasteur** 在研究乳酸發酵過程中所發現的，迄今已知有三百多種。它們廣泛分佈在人體、動物、植物和自然界裡，可說無處不在，尤其喜歡生活在營養豐富的環境當中。

乳酸細菌涉及的菌屬逾四十個，有的只是該屬中的幾個種而已，不過歷來屬種的鑒定分類都存在著一些爭議，大家現已比較熟悉的雙岐桿菌（**Bifidobacterium**）就是典型的例子。由於符合上述乳酸菌的定義，傳統上雙岐桿菌屬的細菌一直被視為乳酸菌，其實這種細菌有著自己非常獨特的糖發酵方式，而且從遺傳起源的角度來看，它是一類原始菌（**Primitive bacteria**），乃屬於放線菌門（**Actinomycetes**），實與乳酸菌相去甚遠也。

自古乳酸菌即已應用在各種食物的發酵上，延長了它們的保藏期與附加值，尤其因具有特殊生理活性功能，當今蓬勃發展的益生菌產業利用的也是乳酸菌，遂使一般人總以為乳酸菌就等同於有益菌。事實上並非所有乳酸菌都對健康有促進作用，有些可是腐敗菌，對人畜致病。

乳酸菌雖能提高食物的營養價值，但也是食物腐生的主要參與者，這顯然是不好的屬種所為，例如，惡名昭彰的李斯特氏菌屬（Listeria）即易引起人畜生病，它在絕大多數食物中都能檢出，致命性強。在美國就曾多次爆發了遭到該菌污染的嚴重食物中毒死亡事件。

至於具有益生作用的乳酸菌，通常都是腸道菌群的成員，主角就是乳桿菌屬（Lactobacillus）。乳桿菌是乳酸細菌裡最大的一個屬，目前估計超過九十個種，而最常見於腸內的嗜酸乳桿菌（L. acidophilus）、格氏乳桿菌（L. gasseri）、植物乳桿菌（L. plantarum）、羅氏乳桿菌（L. reuteri）、約氏乳桿菌（L. johnsonii）、鼠李糖乳桿菌（L rhamnosus）等，即常被用來生產各種益生菌製劑和機能性食品的菌種，多年來所累積的研究表明，它們在醫療保健上各領風騷，大都作出了不同程度的貢獻。

糞便真的可以變成黃金嗎？

美國《時代》週刊在二〇一三年所選出的「十大醫療突破」新聞中，有一項就是發明糞便藥丸。糞便藥丸？換句文雅的話說，即一種另類的益生菌製劑是也。

這種膠囊藥物是加拿大 Calgary 大學的 Thomas Louie 從人類糞便提取的細菌製成的。研究指出，在三十二名反復感染艱難梭菌（Clostridium difficile）[6]患者服用後，幾乎都擺脫了病魔，甚至對他們追蹤了三個月到三年不等的期間裡，也沒有再出現復發症狀。

其實糞便細菌移植療法並非新聞，醫學界早已知道，這是目前防治艱難梭菌肆虐最有效的手段，惟通常是藉由灌腸或鼻胃管等方式遂行的。

請別誤解，利用大便來治療疾病可不是旁門左道，糞便入藥自古即有之，或美其名曰「黃龍湯」也。我國東晉葛洪所著的《肘後備急方》和明代

---

6. 艱難梭菌因不易分離培養而得名，乃是造成致命的偽膜性大腸炎元兇。美國疾病預防與控制中心將其列為耐藥細菌中最高級別的「緊急」等級。

李時珍的《本草綱目》裡，便都有針對嚴重腹瀉或食物中毒等的糞水療方記載，先賢的智慧由此亦可見一斑矣。

這種古方現卻被西醫所發揚光大，自一九五八年美國科羅拉多大學的 **Ben Eiseman** 在《外科學》（Surgery）雜誌發表首份糞菌治療的報告以來，迄今已有好幾百篇相關的臨床研究了。尤其二〇一三年荷蘭學者 Max **Nieuwdorp** 等人刊登在《新英格蘭》醫學雜誌上的首次對照實驗，更證實移植健康人糞便治療腹瀉的效果，遠優於標準抗生素療法。現在美國已經把糞便菌群移植療法正式列入臨床指南了。

糞便微生物移植是典型的「微生態療法」，因其理論即通過健康人群的腸道菌叢，來重建患者腸道微生態環境的穩態，以期達到治病的目的。

由於腸內細菌對身體健康舉足輕重，不管是腸道的或非腸道的許多疾病源頭，大都與腸道菌群紊亂密切相關，所以今天這種療法已從過去單純的防治腸道感染，逐漸應用到不同疾病的治療上，例如炎症性腸病、腸躁症、慢性便祕和消化系統以外的疑難雜症等，甚至還能用於清除腸內的耐藥細菌，患者病情均見明顯改善。

現在美國麻塞諸塞州劍橋有個名為「開放生物群」（Open Biome）的機構，已率先成立了一家全球非營利性的「糞便移植銀行」，並經美國食物與藥物管理局同意，專門提供經過處理的健康冷凍糞便給需要的醫院使用。

幽門螺旋桿菌真的一無是處嗎？

也許是諾貝爾獎的光環太過耀眼了[7]，以致讓人看不清楚事實的真相吧！幽門螺旋桿菌一直被認定為是會傳播、感染人群的病原菌，乃是造成慢性胃炎、消化性潰瘍和胃癌的罪魁禍首，所以必須除惡務盡，以絕後患！

這種十幾年來的觀點正確嗎？人類是幽門螺旋桿菌的唯一宿主，我們胃裡泰半都能見其蹤影，照說它應屬於體內正常菌群成員之一才是。凡是存在的物種，必有存在的道理，該菌不可能對宿主沒有好處的。

由於幽門螺旋桿菌的致病性深植人心，在臨床上都以各種抗菌藥物應付

7. 澳大利亞的 Barry J.Marshall 和 J.Robin Warren 因對幽門螺旋桿菌的研究，改變了胃病的傳統看法而獲得二〇〇五年的諾貝爾生理學與醫學獎。

之。流行病學調查顯示，現在人們的帶菌率是降低了，胃潰瘍和胃癌等發病率也減少了，然與此同時，胃食道逆流症、食道梗阻病（Barret 氏病）以及食道癌的發生率卻提升了。一下一上，原因何在？

美國紐約大學醫學院的 Martin J.Blaser 等人研究證實，原來幽門螺旋桿菌具有調節胃酸的功能，因為胃酸過高或過低都不利它們生存和宿主健康。幽門螺桿菌缺乏的人會經常出現燒心、胃酸逆流現象，最終演變成食道癌。這也就是說，該菌在胃裡正常定植是有益的！

Blaser 是長期研究幽門螺旋桿菌的著名學者，也是美國國立衛生研究院（NIH）「人類微生物群系計畫」（Human Microbiome Project）的主持者，他發現這種細菌還能調控「饑餓素」（ghrelin）的分泌，讓人不易發胖。

他說：「當我們胃空時就會製造饑餓素，向大腦發出進食的指令，胃撐飽了它就不再產生，你也不餓了。但若胃裡缺少幽門螺旋桿菌的話，指示饑餓素分泌和停止的命令就可能受到影響，而這往往會導致身體超重。」吾人臨床所見：胃酸逆流與體重指數有顯著相關性，風險會隨著指數的增加而升高，其中的道理亦即在此也。此外，他的團隊還發現哮喘與該菌的減少一樣有關聯。

今天幽門螺旋桿菌的毒力基因雖已被探明，但一切微生物的致病性都是有條件的，正如美國密西根大學微生物學家 Gary B Huffnagle 所說的：「幽門螺旋桿菌致病的必要條件是大量繁殖。」

微生態學是從定主、定位、定量來看細菌的功過或好壞，幽門螺旋桿菌就是在定量與定位上出了差錯，亦即因易量進而易位了才使宿主生病的，這是菌群失調的問題，所以對其只能做調整而非根除！若讓人類胃內一個固有菌種消失，可以想見勢必會帶來嚴重後果。食道癌比起胃癌可怕多了，不是嗎？

為何說剖腹生產千萬要不得呢？

根據二〇一四年十一月發表在大陸《中華婦產科雜誌》的調查表明，中國的平均剖腹產率已達百分之五十四點四七，部分地區更直逼百分之七十二，排名世界首位。筆者每在教學中都會遇上小孩是剖腹出生的學員，有時一期中就有好幾個，她們雖直覺剖腹產不好，但總說不出一個所以然來。

流行病學調查早已指出，由於沒有經過生殖道這一關的洗禮，剖腹產小孩在成長中大都有免疫能力較差、呼吸系統不好、感覺統合失調、情緒化較強烈和注意力不集中等諸多問題。而今天從腸內細菌學的觀點來看，更能令人認識到剖腹產對孩子健康的長遠影響，即因改變了嬰兒腸道內正常菌叢，致埋下許多疾病的根源。

科研文獻表明，嬰兒生產方式的不同會對嬰兒腸道細菌產生很大影響。自然分娩的嬰兒和剖腹產兒的腸道菌群存在很大差異，前者更接近他們的母親，而後者的腸道細菌很多是來自母親體表和環境中的微生物。

剖腹產兒需要好幾個月甚至更久的時間，才會擁有正常的腸道細菌。他們腸內不但對嬰兒健康最具關鍵的雙岐桿菌稀少（通常出生後四至六天只能檢出百分之九，順產兒則百分之六十），而且同樣對免疫機制成熟至關重要的脆弱擬桿菌（Bacteroides fragilis），也鮮見定植腸道。試想這兩種細菌皆不足時，小孩子的抵抗力能好到那裡去呢？譬如國外統計顯示，受到典型醫院細菌感染的新生兒裡，就有四分之三是剖腹產的！

這些年來的研究也都揭示了剖腹產會影響到孩童的免疫系統和新陳代

謝，導致罹患肥胖、過敏和哮喘等疾病的風險均較自然分娩者高。

例如，二〇一一年美國波士頓兒童醫院等機構對剖腹產兒追蹤到三歲時的調查報告即說，他們出現肥胖症狀的機率約是順產小孩的兩倍，可能的原因即與生產方式有關。自然分娩的孩子會攜帶上母親腸內的細菌，而通過剖腹的產兒則缺少這些細菌，這會造成新生兒腸道菌群的差異，使他們的身體在吸收食物營養時存在某些差別，最終導致肥胖風險的不同。

又如，二〇一三年來自瑞典和蘇格蘭的研究發現，相比順產的小孩來說，那些通過剖腹產手術出生的孩子，在其出生兩年的時間裡，他們腸道中微生物菌群的多樣性明顯下降，尤其是擬桿菌屬的細菌比較低，更易經常發生機體過敏或哮喘。

為了拯救生命，有時候採行剖腹產手術非常有必要，世界衛生組織（WHO）就認為百分之十至十五的剖腹產率應是適當值，惟不解的是剖腹產現卻在全球蔚為風氣！吾人須知，肆意破壞大自然的規律，必然會大大損害孕婦和孩子短期和長期的健康，豈不能慎乎？

代糖對健康真的沒有影響嗎？

代糖或者說人工甜味劑是指一類具有甜味的化合物，甜度通常比蔗糖要高出數十倍至數百倍不等。諸如糖精、阿斯巴甜（Aspartame）、安賽蜜（**Acesulfame K**）、紐甜（Neotame）、蔗糖素（Sucralose）等就是常見的代糖。它們廣泛被添加在各種食品和飲料裡面，甚至也常出現在營養補充劑或藥品中，只是一般人不會留意到而已。

從十九世紀末提煉自煤焦油的糖精被發現伊始，這類號稱零糖分和零熱量的人造甜味劑，對身體是好是壞抑或沒有影響，科學界便一直爭論不休，莫衷一是。名氣響亮的阿斯巴甜就是典型的例子，反對者認為它會引起與腦部相關的疾病，然而絕大部份的研究卻證明是子虛烏有。當今世界大多數的國家都視上述幾種人工代糖為合法的食品添加劑，顯然在官方看來，只要適量或限量，它們對大眾的健康是不致於構成危害的。

而這幾年來人工代糖爭議的熱點，則聚焦在其與肥胖和糖尿病的關聯性上。因為有些研究認為無卡路里的代糖會增加肥胖和糖尿病的風險，然亦有報告卻指出其具有預防作用，或者與發病毫無關係，孰是孰非迄無定論。那麼究竟哪一個觀點才是正確的呢？現在腸道細菌已把答案告訴我們了。

雖然人工甜味劑不會被身體吸收，幾無任何營養價值，但進入了消化道後，對腸道細菌來說卻是一種食物。以色列著名的 **Weizmann** 科學研究所即在這種思維下，利用糖精、蔗糖素和阿斯巴甜進行了一系列老鼠和人體實驗，他們模擬現實世界中罹患代謝性疾病的不同風險情況，研究代糖對腸道菌群組成和功能所起的作用與其對宿主糖代謝的影響。

這篇發表在二〇一四年九月十七日《自然》（Nature）上的報告證實：人造代糖會明顯引起腸內菌群的失調，即因腸菌結構的改變而誘導了宿主的葡萄糖耐受不良和代謝性疾病的發生。

吾人把人工甜味劑妖魔化成會致癌是有失偏頗，惟宣稱能幫助減肥和預防糖尿病，亦言過其實，因為現已表明經過腸道細菌的作用，無糖飲料或無糖食品吃太多，同樣將損及身體處理葡萄糖的能力，促使血糖上升。腸道細菌與日常飲食的關係決定了宿主的健康，由此亦可獲得有力的佐證矣。

我們已進入後抗生素時代了嗎？

二〇一四年四月，世界衛生組織公佈了首份「抗菌素耐藥：全球監測報告」，內容涉及一百一十四個國家的資料，顯示全世界都在面臨抗菌藥物的重大威脅，人類已正邁向後抗生素時代！

世衛組織的警告也不只一次了，在一九九八年即曾提出「遏制抗微生物藥物耐藥性的全球戰略」，無奈言者淳淳，聽者藐藐。「後抗生素時代」這句警語二十幾年前便已有所聞，但迄今抗生素濫用的情況並看不出多少改善，反是處處見到耐藥細菌越來越多，每年因感染「超級細菌」而死亡的人已達到數十萬。

通常細菌對付抗生素的法寶，不是改變自身的結構來避開抗生素，就是製造破壞抗生素的酶類，看來它們是比科學家聰明得多了。不過，最可怕的還是細菌所攜帶的耐藥基因，由於具有傳播和變異的驚人潛能，耐藥基因不但可以在相同或不同類別的細菌之間傳遞，甚至還會「傳染」給不曾使用過相對應抗生素的人群。

例如，二〇一四年美國芝加哥 Rush 大學的研究就發現，一些常用的抗生素已對部分一至五歲的小孩沒有明顯療效了，而他們似乎原本就沒用過這些藥物。正如喬治華盛頓大學研究耐藥細菌的專家 Lance Price 所說的：「我們正面臨著有史以來最為嚴重的公共衛生威脅之一。」

今天越是大型的醫院，耐藥細菌就越多，這是人類的宿命，我們能做的就是儘量降低傷害而已。其實慎選慎用抗菌素，很多醫院或醫師早就照章行事了，細菌的抗藥性會演變到威脅人類的生存，除了多年來藥效不足的偽抗生素充斥市場外，或許主要得歸咎於失控的對動物濫用抗生素上。在美國出售的抗生素百分之八十都用於牲畜，而在中國獸用抗生素的消耗則是美國的四倍，這兩個當今的經濟大國都這般地欲所欲為，更遑論世界其它的國家矣。

例如對多數革蘭氏陰性桿菌有殺滅作用的多粘菌素（polymyxin），就是一類被廣泛使用在畜牧業中的抗生素，現已在人體上發現對其產生耐藥性的基因了。吾人須知，多粘菌素是現在對付細菌的最後一道防線，專用於治療致命性最強的感染，只有萬不得已時才會使用的。

過多抗生素在動物身上產生的耐藥基因，藉由食物鏈最終都會進入人類肚子裡面，故大家除了要少吃肉外，各國更應立法或修法嚴管畜牧養殖業的抗生素使用，方是當務之急也。

濫用抗生素的情況已經在世界範圍內達到了極為危險的程度，抗生素耐藥性正在削弱人類治療傳染病的能力。無奈缺乏經濟誘因，自從一九八七年以來大藥廠就沒興趣再開發新的抗生素了。試想，若將來人類又回到一個沒有抗生素可用的年代，那麼結果必將是毀滅性的！

美國疾病控制與預防中心的主任 Tom Frieden 說得好：「如果我們不小心的話，很快就會邁入後抗生素時代，而對一些病人和微生物來說，我們已經進入這個時代了。」

第2章

腸識篇

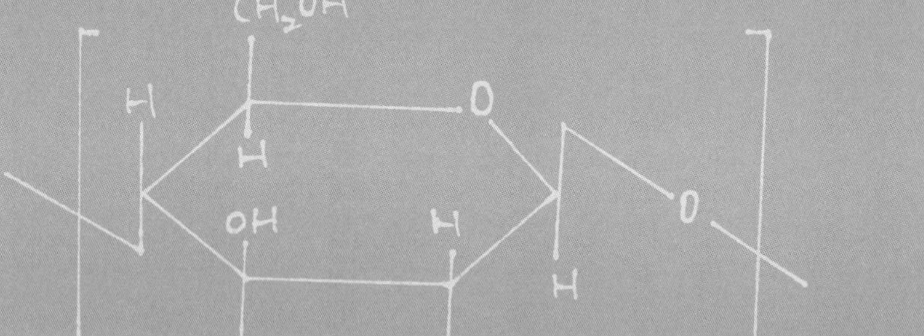

我們每個人能以腸道菌群來區分嗎？

有句話說：「物以類聚，人以群分」，如今「群」這個字則可解釋為「菌群」了。德國和法國的科研人員藉由基因篩檢所獲得的腸道細菌資料，以腸內佔優勢的菌屬為名，將人們分為三個不同的腸型（Enterotype）：擬桿菌屬型（Bacteroides）、普雷沃氏菌屬型（Prevotella）、瘤胃球菌屬型（Ruminococcus）。腸道菌型的區別並不會受到宿主的性別、年齡、體重、健康以及國籍的任何影響。

這篇發表於二〇一一年四月二十日《自然》雜誌的論文，曾引起不少熱議，還被選入《科學》雜誌評選的十大科學進展之一。有些人認為這是個天大的發現，就像血型分類一樣將會方便醫療應用，但有更多的學者則持否定的看法。這不光是研究的對象只有少數三十九人的問題，其實任何長期關注腸內細菌與健康關係者，大概都會質疑這份乍看之下讓人眼睛一亮的報告。

我們知道，腸道裡估計至少有一千多種細菌，數量約一百萬億，有的佔優勢，有的處劣勢，彼此之間存在著競合關係，在正常情況下保持著動態平衡，這一切都是自然形成的。它們主要可分成五類：擬桿菌門，如擬桿菌和普雷沃氏菌等；厚壁菌門，如瘤胃球菌和梭狀芽孢桿菌等（百分之九十的腸道細菌都屬於這兩個門）；放線菌門，如雙岐桿菌和優桿菌等；變形菌門，如大腸桿菌和硫酸鹽還原菌等；疣微菌門，如阿克曼氏菌（Akkermansia）等；古生菌門，如甲烷短桿菌等。

腸道細菌群落非常複雜，密度堪稱地球之最！三大分型的界限不可能明確，若簡化成三種類型的話，更加使各種菌屬之間的區別變模糊了，屆時反而有可能影響到病情的判斷和治療。何況每個人腸內本來就會有擬桿菌、普雷沃氏菌和瘤胃球菌，至於是哪種菌屬數量居多並非恒定的，單是個飲食因素就足以改變彼等的勢力消長，所以三大分型並不能真實反映出每人腸內的細菌類型和數量。

再說，數量佔有主要優勢的菌群也不見得就能起到主導的作用，眾所熟悉的雙岐桿菌即是典型例子，這個菌屬絕非腸道最龐大的，但其數量和種類卻是微生態平衡的核心問題。正如美國俄勒岡大學發表在二〇一五年十一月份的《細胞宿主&微生物》（Cell Host & Microbe）期刊上的一篇研究所指出的，腸道細菌的功能並不由細菌數目決定，某些數量較少的菌群也對人體健康發揮著不可替代的作用。

美國科羅拉多大學著名的細菌基因測序高手 Rob Knight 起先也稱許「這一發現是生物學領域的重大進展，它率先揭示出人類腸道中的微生態環境可以分為不同類型」，後來他的研究團隊發表在二〇一三年一月的《美國科學公共圖書館計算生物學》（PLoS Computational Biology）期刊上的一篇針對一千二百多人的測序分析報告，卻將這種劃分的藩籬打破得很徹底，他們認為所謂「腸型」或許根本就不存在！

腸道細菌會主宰高高在上的大腦活動嗎？

在當今腸道細菌研究的流風中，科學家最感興趣的題材或許就是它們與大腦之間的互動關係了。照理說大腦仰之彌高，腸道細菌八竿子都打不到邊吧！然而加州大學三藩市分校和新墨西哥大學等的科研人員綜合分析了一九八一年到二〇一三年發表的一百二十份相關的腸道細菌文獻後，所得出的結論之一就是：腸道細菌會綁架神經系統，操控我們的行為與情緒。

加州大學洛杉磯分校的神經病學家 Emeran A. Mayer 在二〇一一年八月份的《自然評論神經科學》（Nature Review Neuroscience）期刊上，即曾發表了一篇關於腸道與大腦交通的綜述。文章指出，消化系統內的細菌可能在我們生理成長的同時，幫助塑造大腦的結構，並且當成年時可能影響我們的情緒、行為和感覺。愛爾蘭 Cork 大學解剖學和神經學教授 John Cryan 也認為，微生物與人類長達數十萬年的共生，隨著時間的推移，它們已經發展出了基於自身目的而塑造宿主行為的方式。

腦和腸之間的資訊交流，醫學上稱為腦腸軸線（Gut-brain axis）。腦腸軸線是通過中樞神經和腸內神經將大腦和腸道功能整合的雙向應答網路，這一生理現象涉及神經、免疫和內分泌三個系統，而腸內細菌即借道神經傳導物質、細胞因子、荷爾蒙等信號分子途徑參與了腦腸軸線的整個運作，從而影響宿主的大腦活動。

如今，早年創意起自美國德州理工大學 Mark Lyte 的微生物 - 腸 - 腦軸線（Microbiome-gut-brain axis）概念已普獲學界重視了。因其能更好地揭示微生物與宿主的關係。二〇一三年以來美國國家精神衛生研究所即資助了七項有關的研究經費。二〇一四年美國神經科學學會也首次舉辦了一場主題為「大腦——微生物組連接」的研討會。

誠如向來即專注這個課題的 **John Cryan** 説的，腸內細菌能幫助正常的大腦發育，它們的存在或缺失會使其結構和功能出現重大變化。英國倫敦帝國學院 **Jeremy K. Nicholson** 的話更具體：「如果你沒有好好善待腸內的細菌，就會嚴重傷害你腦部的化學物質。」正所謂成也蕭何，敗也蕭何，吾人的大腦健康與否，關鍵就在於腸道細菌！因而平衡腸道細菌，避免菌群失調就很重要了。今天已有越來越多的研究證據表明，通過調整腸道細菌可以醫治和腦部相關的疾病。

諸如：健康人的糞便菌群能顯著改善多發性硬化症患者的神經症狀；益生菌能調節大腦皮質 γ-氨基丁酸（GABA）受體表達，減輕焦慮和抑鬱行為；益生菌能抑制梭狀芽孢桿菌屬（Clostridium）成員產生神經毒素或羥基丙酸（HPHPA）治療自閉症、注意力不足過動症和精神分裂症；益生菌製造的短鏈脂肪酸能促進大腦內小膠質細胞的成熟，幫助其對付炎症反應，防治帕金森氏症和阿茲海默症等等。

這些年來上述這類報告為數不少，難怪乎美國功能醫學大師 Mark Hyman 會有感而發地說：「修復大腦的第一件事，經常是先得修復腸道了。」

著名的《黃帝內經》裡有一句話：「大腸者，傳道之官，變化出焉。」「道」亦通「導」，為同音通假，向來的解釋很單純，即謂大腸是一個排泄器官也。不過，現在吾人既然已知腸道與大腦之間的緊密關聯，那麼古文今說，先賢之言似可賦予新的意涵了，不是嗎？

腸道細菌會左右一個人的情緒嗎？

或許人們大都有過這樣的體驗：當心情鬱悶時到郊外踏踏青就會覺得舒坦多了。為什麼呢？這可能與一種稱為母牛分枝桿菌（Mycobacterium vaccea）的細菌有所關聯，這種細菌會幫忙身體製造快樂物質——血清素（Serotonin，學名5—羥色胺）。

母牛分枝桿菌的命名是因其最早從母牛的乳腺中分離獲得的，它屬於一種土壤細菌，對人畜並不致病，自上世紀八〇年代中期就被用來有效治療肺結核。吾人只要與大自然多接觸，腸道就會存在有這種過路菌的。

《第二大腦》一書的作者，美國哥倫比亞大學的 Michael Gershon 指出，調控人類情感的血清素、多巴胺與多種讓人情緒愉快的神經傳導物質，百分之九十五是由腸道細菌合成的。這幾年來也常見相關的報導，例如，國立陽明大學蔡英傑教授的團隊即發現到能提升血清素和多巴胺的特定植物性乳酸菌。

最近的研究則是美國加利福尼亞州理工學院在《細胞》（Cell）期刊上發表的論文，證明了腸道是分泌血清素的重要來源，某些細菌可以產生血清素，腸道細菌對於人類的情緒和抑鬱控制等是會產生巨大的作用。

在正常情況下，人體內的血清素含量大約有十毫克，它是從食物中的必須氨基酸——色胺酸轉化來的，而這個過程需要葉酸、煙酸、B_6和B_{12}等維生素B族的參與，否則就無法合成血清素了，這也是來自苯丙胺酸的多巴胺產生的經過。

惟吾人須知，身體內部卻只有腸道細菌會製造B族維生素，故當這一類細菌如雙岐桿菌等缺少時，血清素即可能不足，這種神經傳導物質或激素一旦下降，情緒就易陷入低潮和憂鬱狀態。

另一類細菌如魏爾斯菌（Clostridium welchii，學名產氣莢膜梭菌）等則擅長分解食物生成氨、胺、硫化氫等神經性毒害氣體或物質，進而干擾神經系統，影響宿主的精神狀態。

魏爾斯菌別號「肉食獸菌」，因它是嗜食肉類的獅子和老虎等動物腸內較多的細菌，眾所周知，這些野獸兇猛異常，攻擊性強，可能同樣也是由腸道細菌惹出來的禍吧！

有謂好的飲食帶來好的心情（Right food makes nice mood.），上述剛好印證了這句金言。少葷削減魏爾斯菌，多素增加雙岐桿菌，此即為正確（Right）之飲食也。

總之，凡與情緒有關的一切都可追溯到腸道！今天在辭典裡都能找到諸如牽腸掛肚、百結愁腸、古道熱腸、蕩氣迴腸、互訴衷腸、別具肺腸、鐵石心腸等等這樣的成語，為何前人在表達或描述一種心境時都會拿腸道說事呢？顯然先賢們很早就意識到腸道是一個情感遙控器了，古人的智慧由此亦可窺見一斑矣。

為什麼說腸道屏障是維護健康的基石？

我們身體內部的第一道防線就是腸道屏障。有「體內皮膚」之稱的腸壁是由黏膜上皮細胞所構成，這些細胞都是柱子形狀，若非如此就不可能緊密排列和無縫連接在一起了。大自然的設計不啻在提醒世人腸道的屏障何等重要！

這條防線是一面具有高度選擇性的障壁，在正常情況下，只會允許充分消化的食物通過細小的多孔性腸膜，並阻止腸內任何有害的東西，譬如未完全分解的食物大分子、細菌和毒素等進入循環系統中。

若腸道屏障的功能減弱，腸道的通透性就會增加，亦即腸道出現滲漏現象，那麼健康的食物也可能成為致病的毒素，更遑論那些穿過腸黏膜細胞包括細菌在內的有害物質了。然而腸道滲漏的狀況——腸漏症，卻常被醫療人員所忽視，殊不知有許多健康問題都是與其並存的，實可做為臨床診斷的一個基礎。

為什麼呢？因為腸道通透性的改變會引起全身性的炎症反應。吾人現已瞭解炎症乃是慢性疾病幕後的推手，也因此由腸漏導致的病症十分廣泛，堪謂遍及全身內外，特別是一些疑難雜症（例如自體免疫性疾病）與其關係最為密切了。

腸道發生滲漏的原因業已有所探明，而始作俑者就是腸內菌群的失調。吾人從腸道屏障所包含的結構、化學、免疫和生物等四個屏障的作用中便可理解。生物屏障是由正常菌叢的平衡構建，具有指標性的雙岐桿菌佔據了腸上皮細胞表面，形成一層保護的菌膜。不僅如此，雙岐桿菌還能增進凋亡快速的腸上皮細胞再生，維持結構屏障完整性，也會促進黏蛋白和免疫球蛋白A的分泌，前者能厚實腸道黏液層，加固化學屏障，後者則刺激免疫系統，強化了免疫屏障。

故若菌群紊亂失衡，雙岐桿菌減少了，不光是生物屏障崩塌，連帶也將削弱另外三種屏障的功能，從而導致腸漏症。其實除了嚴重創傷、燒傷或醫療行為等急性損傷外，一般常見的腸漏起因如飲食失當、消化不良、營養缺乏、食物過敏、濫用藥物、長期壓力等等，試想其中又有哪一項不是在破壞腸道菌相平衡的呢？

現在已知與腸漏掛鉤的疾病和症狀超過六十種，可見其對健康的影響有多大！只是腸漏症並無特效藥，最佳療方唯有調整失調的菌群，維持菌相的平衡。其辦法有四：

一、排除容易引起身體內部發炎的飲食如乳製品和酒精等。

二、有必要時採取抗生素選擇性調節，清除過量的腸桿菌科細菌和真菌。

三、補充益生菌、益菌生以及攝取膳食多酚益菌因子。

四、利用麩醯胺酸、精胺酸、魚油、維生素C、維生素A和有機鋅等營養素修補受傷的黏膜上皮細胞。

腸道細菌具有雙向調節的功能嗎？

中醫最喜歡講「雙向調節」了，其實本草的奧妙和迷人之處也在這裡。茲舉個例子來說，屬於菊科的白朮，對處於興奮狀態的腸管有抑制作用，對處於抑制狀態的腸管也有興奮作用，所以白朮既可治療腹瀉又可治療便祕。

同樣的一味藥能夠搞定病理相反的症狀，這種現象就被稱為「雙向調節」或者「等效作用」（Eqalizing effect）。而你知道嗎？我們腸內便有同時兼具通便和止瀉雙向調節功能的細菌。

說到便祕的話題，那真的是老生常談了。今天便祕的人口只會越來越多，因為滿街都是男女老少的「低頭族」。根據日本的研究，邊走路邊看手機或通話會打亂步伐節奏，干擾到自律神經的平衡，使得交感神經過度活躍，副交感神經失靈，進而導致便祕，也會影響睡眠。

一般人並不知道治療便祕最好的方法就是「微生態療法」（請參見本書〈微生態療法的意義和內容是什麼？〉一文）。便祕與腸道細菌的關係早在上世紀二〇年代就有研究了，譬如有報告說，便祕者糞便中的雙岐桿菌等乳酸菌比健康者降低百分之二十五以上，也有報導稱在百分之五十的便祕者糞便裡面找不到有益細菌。科研人員指出，便祕者腸內菌群十分不平衡，若能增加腸內的雙岐桿菌等乳酸菌，即可迅速有效改善便祕。

我們腸道裡像雙岐桿菌之類細菌所以能夠防治便祕，機轉就在它們會產生乙酸、丙酸、丁酸和乳酸等短鏈脂肪酸，這種揮發性的有機酸能使腸腔環境變成酸性，從而刺激腸壁蠕動，減少水分吸收，促進排便。申言之，即是若雙岐桿菌這類能產酸的細菌一旦缺乏，不但容易造成便祕，而且縱使是再有效的通便療方也都只能治標罷了。

至於症狀與便祕相反的腹瀉，不管是感染型或者非感染型，同樣是與腸道菌群的失調密切相關，大量的臨床觀察均表明，腹瀉患者糞便中的雙岐桿菌等乳酸菌數量顯著減少。因此扶植增加這一類細菌亦可起到治療腹瀉的作用，其機制是雙岐桿菌等生成的上述有機酸能抑制病原微生物滋長，同時直接參與了水、鹽和電解質平衡的調節過程。

便祕或腹瀉者光靠藥物是行不通的，攝取微生態調節劑絕對有其必要！通常對便祕的治療，只要吃優質的「益菌生」——機能性寡糖，就能克盡全功（請參見本書〈寡糖具有哪些生物活性功能？〉一文）。腹瀉則病因多樣，較費周章，必須根據不同類型腹瀉來選配適合自身的「益生菌」製劑一起使用，才易見效。

腸道細菌內毒素和外毒素有什麼不一樣？

吾人根據細菌毒素的來源、性質和作用的不同，將其分為內毒素（**endotoxin**）和外毒素（**exotoxin**）兩大類，腸內細菌可藉諸多方式左右我們的健康，這類毒素就是其中之一。

內毒素是細菌細胞壁的脂多糖（**lipopolysaccharide**，**LPS**）組成成分，其只有在細菌死亡裂解時才會釋放出來，存在宿主體內，也富集於土壤裡，對巨噬細胞、顆粒細胞、血小板以及淋巴細胞等有高度的親和力，適量時可啟動免疫系統，產生有益作用（請參見本書〈為什麼說腸道細菌與過敏症密不可分？〉一文）；過量則會引起內毒素血症，臨床表現為全身性炎症反應、發熱、休克、微循環障礙、彌漫性血管內凝血和多器官功能衰竭等等，最終危及生命。

內毒素乃是由腸道腸桿菌科（**Enterobacteriaceae**）的成員和奈瑟菌屬（**Neisseria**）等革蘭氏陰性細菌釋出的，通常大部分的毒素都會被肝臟清除，惟在異常情況下，譬如菌群失調時，革蘭氏陰性細菌的勢力變大了，它們產生的內毒素量超過了肝臟解毒能力，那麼內毒素即會進入血液循環，氾濫成災，致而引發身體一系列的病理反應，這就是醫學上所謂的內毒素血症。

外毒素則主要是由革蘭氏陽性細菌在代謝過程中分泌到菌體外的產物，不過少數革蘭氏陰性細菌如大腸桿菌和霍亂弧菌等也能製造外毒素。外毒素另有腸毒素、細胞毒素和神經毒素之分，例如金黃色葡萄球菌產生腸毒素、白喉棒狀桿菌產生細胞毒素、破傷風梭菌產生神經毒素等。外毒素與內毒素不同，它們對身體的傷害有一定的選擇性，會各自引發特殊的病變。

如後附表所見，外毒素毒性雖強，然因有疫苗研發，反而較容易預防。內毒素則不然，由其引起的內毒素血症能導致身體廣泛而複雜的病理變化，毒素可以出現在多個系統的多種病症中，包括肝膽疾病、急性胰臟炎、尿道感染、類風濕關節炎、銀屑病（牛皮癬）以及胰島素抵抗等等，而其中與慢性肝病的關係尤為密切。

內毒素血症的高發病率和死亡率，迄今一直是個困擾醫學界的難題，儘管防治不易，但從調整腸道菌群，維持菌相平衡出發，以抑制革蘭氏陰性細菌增殖，保護腸道黏膜屏障功能，進而減少內毒素的產生與吸收，仍然是正本清源的不二法門。

細菌外毒素與內毒素的區別

類別	外毒素	內毒素
產生細菌	多數革蘭氏陽性菌 少數革蘭氏陰性菌	革蘭氏陰性菌
存在部位	多數活菌分泌出，少數菌裂解後釋出	細胞壁組分，菌裂解後釋出
化學成份	蛋白質	脂多糖
毒性作用	強	較弱
毒性反應	對組織器官有選擇性毒害效應 引起特殊臨床表現	各菌的毒性效應相似 引起發熱、低血壓、休克等
防治方式	疫苗、抗生素	抗體藥物等、微生態製劑

腸道細菌製造的短鏈脂肪酸有何作用？

很多研究都指出，黑色的巧克力有益心血管的健康，其原因即在於腸內細菌分解可可粉產生的抗發炎物質——短鏈脂肪酸所起的效應。

向來營養學只會關注一般食用油裡所含的長鏈脂肪酸，而忽略了短鏈脂肪酸對健康的重要性。這些年來在腸內細菌研究的熱潮帶動下，短鏈脂肪酸終於進入了世人的視線裡。

短鏈脂肪酸又稱為揮發性脂肪酸，包括了甲、乙、丙、丁、戊、己酸以及乳酸等等，它們大都是由食物中的非消化性碳水化合物，經腸內細菌發酵而生成的，而以乙酸（俗稱醋酸）、丙酸和丁酸（俗稱酪酸）含量最高，乃是腸道主要的短鏈脂肪酸。乙酸和丙酸會進入體內循環，丁酸則幾乎完全被腸道黏膜細胞所吸收消耗。

這個脂肪酸家族的首要功能就是產生能量。美國德克薩斯大學西南醫學中心雖然有項研究指出，腸道黏膜細胞上的短鏈脂肪酸受體一旦被啟動，就會減緩食物通過的速度，使得身體可以吸收更多營養而增加體重，反之則體重較輕。不過，短鏈脂肪酸致胖與否得視其種類和組合對受體的活性影響程度強弱而定。

短鏈脂肪酸還能提升腸道的酸性環境，抑制壞菌繁殖，維持水、電解質的平衡以及腸道正常蠕動。乙酸、丙酸在作為脂肪和葡萄糖代謝的調節因子上也發揮了生理作用，乙酸主要被肌肉組織攝取，並可進入大腦下視丘控制食慾，在肝臟代謝的丙酸則會抑制膽固醇合成。而腸道黏膜細胞的營養與健康，有很大程度要依賴具有抗炎和抗癌等功能的丁酸，腸道屏障少了它可不行。丁酸也會通過強化細胞間的連接來加固血腦屏障。

大部份的短鏈脂肪酸都是來自諸如機能性寡糖、膳食纖維等結腸食物[8]的酵解，腸內菌群幾乎都有能力分解糖類，主要的解糖細菌則是：擬桿菌屬、優桿菌屬、雙岐桿菌屬、瘤胃球菌屬、消化鏈球菌屬、梭菌屬、乳桿菌屬和鏈球菌屬等裡的菌種，可謂陣容龐大，其中擬桿菌屬的成員即是最廣

8. 結腸食物係指一類不能或幾乎不能被消化吸收，而在進入腸道後會被細菌利用的物質，因對腸道細菌好壞沒有選擇性，故大部分的結腸食物（譬如膳食纖維）都不算是「益菌生」（Prebiotic）。

泛的多糖分解細菌，它們的消長與糖尿病密切相關。

短鏈脂肪酸是腸內細菌的專利產物，其在腸道積累的濃度表現了顯著的生物學效應，在人體內參與不同器官的代謝，發揮各自的功效。它們的營養以及醫療作用業已日益受到重視和探討。由此亦可再次驗證到腸道菌群與健康的密切關係矣。

腸道細菌對我們的壽命會有影響嗎？

老化和死亡開始於腸道的假說，一般咸認是由俄國諾貝爾獎得主 Elie Metchnikoff，在二十世紀初所提出的。其實我國古人早就有這個概念，最經典的名言莫過於東漢王充所說的：「欲得長生，腸中當清，欲得不死，腸中無滓。」這句話了。

現任世界微生態學會主席的光岡知足曾經說過：「把衰老阻止在腸道內」，意思即謂，衰老是通過腸道進行的，吾人只有腸壽才會長壽。

大家須知，腸道年齡不一定會與生理年齡成正比。腸道年齡是就腸道細菌的變化而言的，乃指在腸道細菌控制下的腸內環境年齡。具體地說，腸道年齡取決於腸道細菌的結構和比例，腸道年齡愈低者，腸內具有健康指標性的雙岐桿菌（Bifidus）等好菌就愈多；反之，腸道年齡愈高者，則有代表性的壞菌魏爾斯菌（Welchii）等就愈多。有益菌和有害菌數量的多寡，就是判斷腸道年齡的根據，尤其雙岐桿菌的檢出率更是一個重要的標誌。

由日本森下敬一醫師創立於一九七〇年的「國際自然醫學會」，迄今已認證了全球七個長壽村[9]，在那裡的所有健康者耆老者，腸內的雙岐桿菌仍都維持在青壯年水準，並且有害的細菌也比普通老人明顯減少，也因此雙岐桿菌向有「長壽菌」之美譽，動物實驗也證明了這點。

例如，日本學者即曾利用線蟲研究了益生菌的抗衰老作用，結果顯示，飼餵雙歧桿菌菌株與不同乳酸菌，都能顯著延長線蟲平均壽命，延長率在百分之十七至三十三之間，其中嬰兒型雙岐桿菌和長型雙岐桿菌（即龍根菌）

9. 國際自然醫學會先後確認的七個長壽地區分別是：厄瓜多爾的比爾卡班巴、格魯吉亞的阿布哈吉亞、巴基斯坦的罕薩、廣西的巴馬、新疆的和田、江蘇的如皋以及廣東的焦嶺。

這兩種雙歧桿菌，分別延長了線蟲壽命的百分之二十九和百分之十七。

為什麼吾人壽命長短與雙岐桿菌等這類乳酸菌息息相關呢？這是因為它們只要在腸內擁有一定的優勢，就會以多方面的機制來協助宿主延緩衰老。茲舉其犖犖大端者，包括了屏障作用、營養作用、免疫作用、排毒作用、抗腫瘤作用以及抗氧化作用等等。這些生理功能請另參閱拙作《腸內清道夫寡糖》的〈雙叉桿菌的功能有哪些？〉一文，就不再贅筆了。

愛爾蘭 Cork 大學曾有項針對老人的研究指出，老年人的健康狀況與飲食種類和腸道細菌緊密相關，他們的飲食選擇會對腸內的菌群產生作用，進而影響到總體健康水準。這項研究的對象即便是改為小孩或成人，結果還會是一樣的。

特別是現代人高蛋白、高脂肪、低纖維的飲食方式，腸道的高齡化早已不再有年齡層之區別了，因為這類食物不利好菌生長，只會增加壞菌，加快衰老腳步。世界衛生組織的調查即顯示，全球百分之八十五以上人群，腸道年齡比實際年齡老化二十至三十歲。故若你想頤養天年，還是先從少葷多素的飲食做起吧！（請參見本書〈少葷多素才是真正健康的飲食嗎？〉一文）

細長彎曲的闌尾是多餘的器官嗎？

闌尾在腹部的右下方，位於迴腸與盲腸之間，向來被認為是人類在進化過程中遺留下來的無用盲管，也只有在闌尾發炎（俗稱盲腸炎）的時候，人們才會突然想到它的存在。詩仙李白詩句「天生我才必有用」，這個不起眼的小小器官真的對身體沒有什麼功能嗎？

或許不少對生機飲食有興趣的人，大概都知道 Norman W. Walker 這位首倡胡蘿蔔汁養生法，健康活到百歲高齡的著名營養學家，他早就在《結腸健康：活力充沛的關鍵》（Colon Health:The key to a vibrant life）一書裡提到，處在小腸和大腸交界處的闌尾，坐擁重要的戰略地位，理當有其作用。如今的研究業已證明了斯人確實慧眼獨具，誠屬先知先覺者。

二〇〇七年美國 Duke 大學發表在《理論生物學》（Journal of Theoretical Biology）的報告就指出，闌尾與腸道細菌密切相關，真正的作用是在為腸內培育出有益身體的細菌來。闌尾好比是條腸道裡的死胡同，遠端閉鎖，上端開口於盲腸，在腸內環境惡化下（例如使用抗生素）就成了正常菌叢的避難所和繁殖地，儼然是處「自然保護區」。他們的研究表明：闌尾就像個「備份碟」那樣能適時複製和補充腸道的「原住民」，重新啟動因故失調的腸內生態系統。

二〇一五年澳大利亞墨爾本大學在《自然免疫學》（Nature Immunology）上刊出的研究也指出，先天固有淋巴細胞（Innate lymphoid cells，ILC）能保護闌尾避免細菌感染，幫助闌尾成為有益細菌的天然「水庫」。闌尾並非擺設的器官，其對維持消化系統健康非常關鍵。

吾人須知，闌尾本身還是一個不能缺席的免疫器官，乃系身體黏膜免疫系統的組成部分。黏膜免疫系統指的是在呼吸道、胃腸道以及泌尿生殖道的黏膜上皮細胞下聚集的淋巴組織，平時肩負著第一線的免疫防禦重責大任。闌尾即含有大量的淋巴細胞，可有效防止腸炎發生，美國Winthrop大學曾對患有艱難梭菌感染的二百五十四人調查顯示，闌尾完好者復發感染占全部病例百分之十八，而在切除者占百分之四十五。二〇一四年日本大阪大學登于《自然—通訊》（Nature communications）上的研究也已證實，闌尾能向腸道供輸免疫細胞，發揮保持腸內微生態平衡的作用，全面維護了消化道健康。

醫生通常認為闌尾的切除對身體健康並無大礙，惟由上述可知絕非事實。茲舉個看得到的後遺症來說，曾經有項調查顯示，闌尾割除的人想要減肥會特別困難。以前不明究裡，現在肥胖與腸道細菌的關聯已被闡明（請參見本書〈環肥燕瘦干腸道細菌何事？〉一文），這不就是正因摘掉闌尾的肥胖者少了一座「細菌加工廠」，以致瘦身更非易與嗎？

因此，就像捍衛呼吸道的扁桃腺不能隨便割掉一樣，闌尾發炎除非是引起嚴重的併發症，否則倒可不必大動干戈，除之而後快！抗生素就可治療的，因為它畢竟不是一個早已退化的淋巴器官。

腸道細菌能幫忙清除體內活性氧嗎？

吾人體內都存在著數以百萬計名為「自由基」的氧化性分子，在正常情況下，它們執行不少重要的功能，例如控制血流、增強免疫與打擊感染等等，但數量過多時又會對組織、器官產生不可逆的損傷，在更基礎水準上使人體處於非健康狀態，逐漸導致老化和許多疾病的發生。

這些反應性強的高能氧氣分子，也就是一般統稱的「活性氧」（Reactive oxygen species，ROS），主要包括超氧陰離子自由基、羥自由基和過氧化氫等，其中羥自由基是最活潑的活性氧，氧化能力極強，對健康毒害更大。

我們已知人體自身具有清除活性氧的酶系統，同時也會製造不同抗氧化物，前者如超氧化物歧化酶、過氧化氫酶和谷胱甘肽過氧化氫酶等，後者則是谷胱甘肽、硫辛酸、輔酶Q10和尿酸等。那麼與人類共生演化而來的腸道細菌是否亦擁有這種本事呢？多年來國內外的研究已經證實，乳酸菌同樣能合成抗氧化酶，不論是體內或體外的實驗，它們都表現出不同程度的消除自由基能力。

新近瑞典Chalmers科技大學發表在二〇一五年十月十六日的《分子系統生物學》（Molecular Systems Biology）期刊上的一篇報告，更揭示了腸道細菌可以調節氨基酸和谷胱甘肽的代謝。吾人知道，谷胱甘肽是由谷氨酸、半胱氨酸及甘氨酸等三個氨基酸組成，具有強力的抗氧化作用，也是身體主要的解毒劑。

從生物的進化史來看，地球上最早出現的生命就是微生物，那時宇宙射線非常強烈，而在放射線的輻照下是會產生活性氧的，但它們仍能安然無樣地生存過來，這即表示微生物具備了強大的抗氧化力量！

茲以雙岐桿菌為例，這類現已廣為人知的細菌就是一種原始菌（Primitive bacteria），屬於放線菌門（放線菌即被認為是地球上所有生物的共同祖先）。日本科研人員有項實驗，方法是利用放射線照射普通鼠、無菌鼠以及分別與雙岐桿菌、乳酸桿菌和大腸桿菌單聯的老鼠（即在無菌鼠腸內放進一種細菌），結果顯示所有實驗鼠的壽命順序是：第一雙岐桿菌鼠、第二乳酸桿菌鼠、第三無菌鼠、第四大腸桿菌鼠，最後是普通鼠，而在檢查輻照後老鼠的腹腔和黏膜，也發現獨有雙岐桿菌組近於正常。雙岐桿菌對於放射線耐受度之高，由此亦可得知一二矣。

我們體內的抗氧化系統功能會隨年齡增長而減弱，活性氧又是體內、體外無處不在，因此為了健康長壽，從外面補充抗氧化物是有必要的，這只需通過攝取含有酚類化合物的新鮮蔬菜和水果就能輕易做到。

酚類物質如類黃酮素、兒茶素等或多或少都存在於食物中，故有「膳食酚」（Dietary phenol）之稱。尤其膳食酚雖不是「益菌生」，但卻是一種名符其實的「益菌因子」，因其具有選擇性抗生素的作用，可以抑制有害菌的滋生，也就等同有利於好菌乳酸菌的增長（請參見本書〈為什麼說膳食中的多酚是一類益菌因子？〉一文）。當然，若再配伍優質的微生態製劑，那就是最佳的食療組合了。

第3章

疾病篇

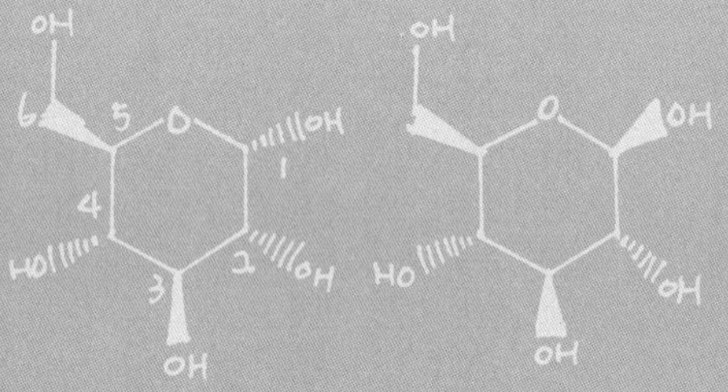

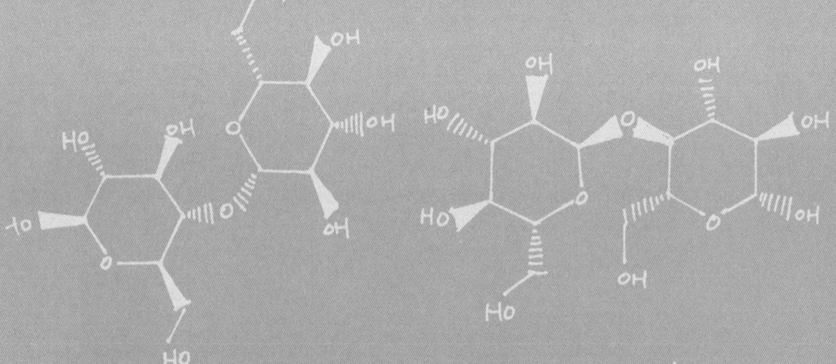

cellobiose

maltose

❦ 腸道細菌與代謝症候群有何關聯？

代謝症候群（Metabolic syndrome）的定義可不少，過去就有「X - 症候群」等十多種命名。上個世紀九〇年代前後，美國史坦福大學的 Gerald M. Reaven 注意到肥胖、高血壓、血脂異常等通常「共聚一堂」，並發現胰島素抵抗是這種集結現象的發病基礎，因而率先提出了「胰島素抵抗症候群」的概念，所以將代謝症候群稱為胰島素抵抗症候群最簡單明白了。

這種症候群是指肌肉、脂肪和肝臟細胞無法對胰島素產生適當反應，結果使胰臟持續分泌大量的胰島素，進而引發體脂肪過量（尤其腰圍）、異常血脂水準以及血壓升高等的狀態。

代謝症候群的發病與遺傳、飲食和生活方式有關，特別是在飲食方面所起的作用很重要。而吾人吃下去的食物又與腸內的細菌密不可分，因為它們參與了整個消化吸收過程，職是之故，身體的新陳代謝若出狀況，腸道細菌是脫不了干係的。

這些年來的研究業已證明，腸內菌群的變化是代謝症候群的一個主因。例如，二〇〇七年華盛頓大學最早觀察到，與腸道菌群正常的老鼠相比，無菌老鼠能免受高脂飲食誘導的肥胖和糖耐量受損（Impaired glucose tolerance,IGT）等代謝異常的疾病發生。又如，二〇一〇年美國 Emory 大學有項實驗發現，缺乏先天免疫系統中一種稱為 Toll 樣受體 5（TLR5）蛋白質的老鼠，會表現出攝食過度並出現像胰島素抵抗、高血脂、高血壓和肥胖等代謝症候群相關的症狀，而將 Toll 樣受體 5 剔除的老鼠腸內細菌移植到無菌老鼠的腸道，後者也會出現相同的情形，這提示了腸道細菌可通過先天性免疫系統誘發代謝症候群。

茲綜合相關的文獻報告，腸道細菌與代謝症候群發生的主要機制，至少有下列三點：

一、通過影響人體能量平衡，促進脂肪存儲，使身體營養過剩所致。腸道屬於厚壁菌門的細菌可以藉由降解多糖，提供宿主額外的熱量來源，增加血糖負擔。實驗證明，如果利用抗生素改變腸道菌群，使厚壁菌門細菌下降到正常水準，能提升胰島素的敏感性。

二、通過脂多糖（Lipopolysaccharides，LPS）產生內毒素，破壞腸壁黏膜，引發炎症反應所致。實驗顯示，正常餵養的老鼠注射大腸桿菌脂多糖，四週後表現出體重、脂肪組織重量增加，空腹血糖、中性脂肪和炎症標誌物增高，並引起肝細胞胰島素敏感性下降。

三、通過影響腸道胰高血糖素樣肽（Glucagon-likepeptide，GLP）等激素的分泌所致。實驗指出，GLP -1可以改善肝臟胰島素抵抗，維持肥胖老鼠的飽腹感，抑制胰升血糖素釋放，GLP-2則能調節腸道對內源性大麻素（Endocannabinoid）的反應，修復腸道黏膜屏障功能。

今天，代謝症候群的防治方法雖多，但因腸道細菌與代謝症候群的產生有著緊密的聯繫，故它們可以作為一個新的標靶，輔予益生菌和益菌生等微生態製劑療法來做調整，效果肯定是會令人喜出望外的。

腸道細菌為何能治療高膽固醇血症？

自從上個世紀七〇年代初，東非馬賽人（Masai）被發現因常年喝優酪乳，血清膽固醇含量明顯比普通人群低下以來，腸道細菌降解膽固醇作用的研究就一直很熱門，如今已有大量的體內或體外實驗證明，腸道菌群中的雙岐桿菌屬細菌、乳酸桿菌屬細菌和腸球菌屬細菌都與調整膽固醇異常代謝有直接的關係。

歷經一系列長期的研究，專家們認為腸道細菌降低膽固醇的機理，主要是由於它們在下列四個方面的協同作用：

一、轉化膽固醇排出：腸道細菌會將膽固醇轉變為氫化衍生物——糞固醇（Coprostanol），並排出體外，清除體內多餘膽固醇。

二、抑制膽固醇生成：腸道細菌所分泌的丙酸等短鏈脂肪酸，能削弱膽固醇合成酶的活性，減少肝臟製造膽固醇。

三、同化吸收膽固醇：腸道細菌細胞會吸附膽固醇，以獲取自身生長的能量，從而膽固醇指數也相應降低了。

四、分解結合膽汁酸：腸道細菌產生的膽鹽酶可將結合型膽酸水解為游離膽酸，經沉澱後排掉。因膽固醇是膽汁酸的前身，膽汁酸回收的不足，促使膽固醇再加速合成，體內膽固醇自然就下降。

新近瑞典Gothenburg大學的研究，又進一步闡明了腸道細菌是如何調控源於膽固醇的膽汁酸合成。這篇發表在二〇一五年二月五日的《細胞代謝》（Cell Metabolism）月刊上論文指出：腸道細菌通過影響一個特殊的信號通路蛋白質——法尼酯X受體（Farnesoid X receptor）[10]降低了肝臟的膽汁酸生成，不過是哪種細菌調控了腸內的法尼酯X受體信號通路，仍尚需確定。

基於中外許多科研文獻的報告：高脂血症患者都存在顯著微生態失調，相較於健康受試者，病人無論是血清裡的總膽固醇、低密度脂蛋白膽固醇或三酸甘油脂（即中性脂肪），均與腸內雙岐桿菌屬細菌和乳酸桿菌屬細菌等呈現明顯的負相關。

據此可見膽固醇高的人，不一定得全靠司他汀（statin）類藥物，更何況二〇一一年美國Duke大學的研究已經證實，其療效會受到腸道細菌代謝膽汁酸的影響。患者只要能利用微生態療法（請參見本書〈微生態療法的意義

10. 法尼酯X受體（簡稱FXR）屬於核受體超級家族成員，乃系第一個被鑒定的能感應膽汁酸的受體，並以它的弱激動劑法尼酯（Farnesol）來命名。法尼酯X受體是膽汁酸合成和運轉的關鍵調節因子，同時還參與糖和脂肪的代謝，故與代謝症候群密切相關。

和內容是什麼？〉一文）來重建腸道菌群結構，促進菌相的平衡，也許才是一帖較為理想的處方。

2 腸道細菌與高血壓的關係如何？

在本質上高血壓並非一種單純的疾病，乃大都由身體內部的其它問題所引發的，諸如胰島素抵抗、糖尿病、肥胖和內毒素血症等，即是促使血壓升高的重要因素，而這些症狀的產生皆與腸道細菌組成和數量的改變，也就是說菌群失調有關。那麼，腸道細菌與高血壓之間是否存在著直接的聯繫呢？

英國帝國理工大學曾通過對中國、美國、英國和日本等國十七個不同地區的四千六百三十名志願者的尿液檢驗，結果發現高血壓與腸道菌群的組成具有密切的關係。有一項包含了九個臨床試驗在內的統合分析研究（或稱薈萃分析）表明，每天攝入十億（或多於十億）乳酸菌集落者的血壓顯著降低，包括收縮壓和舒張壓。這意謂著腸道細菌對維持血壓的穩定有著重要作用。另有研究顯示，與健康的對照組相比，高血壓患者腸道細菌多樣性降低，糞便菌群的變異程度大，此亦提示了腸道菌群失調會導致高血壓。

眾所周知，高血壓會造成心、腦、腎臟等器官損害，更是腦血管病的首要危險因素。由於高血壓患者廣泛服用的降壓藥物都有不少副作用，所以在十幾年前，有識之士就已從微生態學的觀點來探索高血壓的防治對策了。

科學家們是從發酵乳製品中發現到乳酸菌具有降血壓效果的，箇中機轉主要與其代謝產物——活性短肽和γ-氨基丁酸（GABA）相關。

研究指出，擁有較強蛋白酶的乳酸菌會水解食物蛋白釋出乳三肽等小肽，這類短肽能逆轉血管年齡，並對血管緊張素轉化酶（ACE）有調控作用，降壓原理與藥物相同。

而帶有脫羧酶的乳酸菌則可催化谷氨酸生成γ-氨基丁酸，這是一種抑制性的神經傳導物質，能促使血管擴張，舒緩身心，讓血壓降低。

此外，乳酸菌製造的短鏈脂肪酸會促成酸性的腸道環境，有利於提高對調節血壓的鈣、鎂等礦物質吸收，同樣也產生了一定的助力。

這十多年來科研人員已篩選出十幾種有降壓作用的乳酸菌菌株了，並應用它們生產降低血壓的優酪乳，通過實驗已被證實有效。其中最有代表性的就是分離自義大利乳酪的瑞士乳桿菌（Lactobacillus helveticus）了，著名的日本Calpis優酪乳和芬蘭Evolus優酪乳，即以該菌做為發酵劑製成，兩者都具有良好的降壓效應。不過，迄今相關的菌株都未曾被正式開發成一種益生菌製劑上市。

益生菌產品在維護健康的種種好處中，惟有對高血壓的調節是利用菌體成分或其代謝產物，而非藉由攝取菌體活細胞的方式來發揮作用的，故若直接服用特定細菌是否也具有同樣降血壓的效果呢？這可是一個令人好奇的問題。

2 腸道細菌對心腦血管疾病有什麼影響？

我們都知道，動物性蛋白質吃多了對心腦血管健康不好，現已證實其與腸道細菌有很密切的關聯，不同組合的細菌可以決定是否會患上這種全球死亡排名首位的疾病。

瑞典Gothenburg大學發表在《自然—通訊》（Nature communication）的一篇研究，即報導了對比中風的病人，健康者腸內的細菌攜帶許多合成如番茄紅素和β-胡蘿蔔素的基因。在血液中也明顯存在高水準類胡蘿蔔素。眾所周知，類胡蘿蔔素等能降低罹患心臟病的風險。

美國克利夫蘭醫學中心（Cleveland Clinic）先後在《自然—醫學》（Nature medicine）和美國的《新英格蘭》醫學雜誌上發表的兩篇報告更指出，來自於腸道細菌代謝物質的氧化三甲胺（Trimethyamine oxide）水準與將來心臟事件（如心臟病發作、中風和死亡）之間存在相關性，即便是在既往無心臟病危險證據者的人群中依然如此。

吾人須知，身體消化紅肉裡的肉鹼或雞蛋裡的卵磷脂所釋出的膽鹼，會被腸內具有脫氨酶的細菌利用來做為能量的來源，進而代謝出甲胺、二甲胺和三甲胺等揮發性胺類物質，而三甲胺在肝臟的三甲胺氧化酶作用下，最終生成氧化三甲胺。如果一個人的肝臟無法製造三甲胺氧化酶，那就容易患上了罕見的三甲胺尿症[11]。

我們體內的三甲胺和氧化三甲胺經腎臟代謝，健康人每天隨尿液可分別排

11. 三甲胺尿症是指病患肝臟不能有效代謝三甲胺，使得在呼氣、汗液和尿液中都帶有魚腥味的三甲胺。水產品新鮮度的生化指標即是三甲胺，其含量越高就越不新鮮。

出約一毫克和四毫克。惟因其體內含量與脂肪代謝有密切關聯，若血液中滯留過多就會促使動脈硬化，引起心腦血管疾病。

克利夫蘭醫學中心對四千多名接受心臟病監測的患者進行的調查即顯示，體內氧化三甲胺含量最高者與最低者相比，前者罹患一種心腦血管疾病的幾率要高出二點五倍。

多年來肉鹼和卵磷脂都是被大家所公認的營養補充品，它們對改善大腦功能、降低膽固醇以及維護心臟健康等的科研文獻不勝枚舉，也不容推翻。

故吾人毋庸擔心肉鹼或卵磷脂因會產生氧化三甲胺而因噎廢食，相反地應該關心的是腸內菌叢的控管，促使以素食為主的菌多些，喜歡葷食的菌少點，這樣就可提升膽鹼被身體的利用而較少成為細菌的美食了。

❸ 腸道細菌能處理高尿酸血症的問題嗎？

痛風一如其名，強烈的疼痛就好像風吹那樣，來得快，去得也快，自古就被視為王公貴族病，有「帝王病」或「富貴病」之稱。蓋痛風乃由先賢所謂之「平素恣食膏粱厚味」而起，尋常百姓家無緣此佳餚美酒也。

眾所周知，痛風肇始於高尿酸血症，當體內製造的尿酸太多或者尿酸排泄不暢，血中尿酸含量超過正常值時，就會形成高尿酸血症。

科學家曾以同位素追蹤顯示，身體內尿酸的排出，正常情況下約有三分之二是由腎臟負責，剩下的三分之一則交給腸道細菌處理。然而腸道作為尿酸降解的一條通路，卻向來被世人所忽視，殊不知想要有效降低血中尿酸的終南捷徑就在這裡。為什麼這樣說呢？

我們都知道，尿酸是普林（Purine）代謝的最終產物，尿酸的高低主要取決於普林的攝入，問題是只要能吃的動物或植物都含有普林，故要通過飲食方法來控制尿酸水準是極其困難的，但若採取微生態療法（請參見本書〈微生態療法的意義和內容是什麼？〉一文）便容易得多了。

美國著名的營養學家 Adelle Davis 說過：「尿酸通常都會進到腸道，讓腸內的細菌利用，只是多少尿酸會被利用，端視細菌多寡而定。如果細菌遭致口服抗生素破壞，則血液中的尿酸便會立刻增加。」換言之，只要通過調整腸道失調的菌群，恢復生物的多樣性，即可減少尿酸在體內的蓄積了。

筆者認識一位從小就愛吃火鍋的人，長期為痛風所苦，在建議這位女士吃「益菌生」製品後，半年下來就治好了困擾她多年的痼疾。

日本東京藥科大學有項研究指出，腸道一種在尿酸排泄中發揮「水泵」作用的轉運蛋白若被抑制，那尿酸就會滯留在體內。或許腸道菌群的變化亦與這種蛋白質的產生有所關聯吧！當然這還需要進一步的研究。

高尿酸血症通常雖無臨床症狀，惟莫可小覷，因其與三高和心臟病之間可存在著緊密相關性。根本的防治之道當是多吃鹼性的食物，少碰富含普林的肉類、海產和啤酒等[12]，如能加上攝取質優的「益菌生」則會更好！

這十幾年來科學家也一直在尋覓、篩選具有分解核酸能力的腸內特定細菌（核酸的主要成分就是普林），日本全方位的大塚（Otsuka）製藥株式會社即已開發出一款含有乳酸桿菌及酵母菌的產品了，動物實驗表明可有效預防和改善高尿酸血症。

12. 根據以審稿嚴謹出名的《內科學文獻》（Archives of internal medicine）雜誌報導，高普林的植物類如大豆、豌豆、菠菜和花菜等均與痛風危險性沒有關係。另外，果糖的攝入會使血中尿酸濃度增加，則更早就被證實了，故水果、蜂蜜，甜點（時下甜食添加的大都是玉米糖漿果糖）也得少吃為妙。

8 為何說腸道細菌與糖尿病的發生密切相關？

二甲雙胍（Metformin）是第二型糖尿病最常見的處方藥，權威的《腸道》（Gut）期刊二〇一三年登了一篇韓國慶熙大學的研究指出，同樣是高脂膳食的肥胖老鼠，攝入二甲雙胍組的顯著改善了血糖紊亂，老鼠腸內「減肥細菌」阿克曼氏菌屬（Akkermansia spp.）比未投藥組要明顯增多，而口服阿克曼氏菌而不用藥的那組老鼠，葡萄糖耐受量也有效提高。實驗結果不僅發現腸道菌群的調節是二甲雙胍產生藥效的機制，且亦提示了腸道菌群的組成變化與糖尿病之間存在著相關性。二〇〇八年新西蘭Otago大學對另一類降血糖藥物格列齊特（Gliclazide）的研究便已表明，益生菌可增加格列齊特的生物利用度，具有輔助治療的效果。

糖尿病與腸道細菌的關聯，在上世紀八〇年代初即已見諸文獻，報告稱大腸桿菌能產生類胰島素的物質胍丁胺（Agmatine），它會封閉胰島素的受體，使得胰島素無法發揮作用。時至今日，中外已有更多的研究證據揭示本病與腸菌之間的密切關係了。

我們知道，胰島素抵抗是引起第二型糖尿病的關鍵環節，腸道細菌即參與胰島素抵抗發生的過程，因胰島素抵抗的出現主要起於內毒素血症和肥胖，而這兩者就是由於腸內菌群的平衡失調所造成的。

至於第一型糖尿病則是一種自體免疫性疾病，現也已被證實其發病直接與腸道細菌的勢力分佈改變有關。在新近的一項長達三年的研究中，科研人員選取了三十三名帶有一型糖尿病遺傳傾向的兒童為對象，從出生追蹤到三歲，他們發現這期間病發者在生病前的一年，腸道細菌多樣性就已下降了百分之二十五，這種群體變化包括有益菌可觀的減少以及有害菌的大量滋生。

糖尿病堪稱「凌遲」健康的主要殺手，因其會破壞身體各處的血管，包括腦部、心臟、腎臟、眼睛和腿部，療癒無方，群醫束手。由於腸道菌群改變一般出現在糖尿病發生早期，患者腸內有利健康的雙岐桿菌和解糖的多形類桿菌（Bacteroides thetaiotaomicron）等細菌都顯著下降，所以設法增加這類益生菌是對病情改善有利的。英國 Reading 大學在二〇〇七年的研究就曾指出，益生菌可以有效地幫助人體利用葡萄糖的能力，加速葡萄糖的代謝。

理由之一是當有優勢的益生菌存在腸道黏膜上時，葡萄糖會被它們搶先利用，減少了身體吸收。二是益生菌產生的多糖類黏稠物質會抑制血糖升高。三是益生菌製造的短鏈脂肪酸能促進鈣、鎂、鋅和鉻等礦物質吸收，增強身體對口服葡萄糖的耐受。四是益生菌具有免疫調節功能，可以防止第一型糖尿病的免疫亢進對胰島細胞的破壞。五是益生菌會抑制興奮的交感神經，而活躍有煞車作用的副交感神經，使血糖不致異常上升。

根據報導，二〇一四年阿姆斯特丹大學曾藉由糞便細菌移植，有效改善了逾二百五十名糖尿病患者的病情。目前還有兩項利用這種療法的人體實驗，正在中國大陸和義大利進行中，吾人就另拭目以待好消息吧！

❷ 環肥燕瘦干腸道細菌何事？

歷史最悠久的權威臨床醫學月刊《刺胳針》（The Lancet，大陸譯《柳葉刀》），二〇一二年十二月份那期有篇報導説，由肥胖致死的人數還遠超過了饑荒！肥胖是當今世界性的流行病，與其有關的併發症如第二型糖尿病、腦心血管病和非酒精性脂肪肝等慢性代謝失調疾病也隨之水漲船高，患者日益增多，肥胖症儼然已成為一個不能再等閒視之的公共健康問題。

世人現已有所認識腸道細菌的類型和種類，對宿主健康的諸多方面有著驚人的影響。從腸內細菌學切入來探討肥胖原因，乃是本世紀國際科研界的熱點。

近十幾年來美國華盛頓大學的 Gordon 實驗室，在腸道細菌和肥胖關係研究上即做了大量工作，他們通過對老鼠和人體的實驗都證實了腸道細菌直接參與宿主能量的攝取、利用以及儲存，肥胖症與腸道菌群的勢力分佈改變相關。

這個由 Jeffery I. Gordon 領導的研究團隊表明，腸道細菌的作用不僅僅是幫助宿主從食物中獲取額外能量，更為重要的是能直接調控宿主脂肪存儲組織的基因表達活性，使宿主增加了脂肪的積累。厚壁菌門的細菌若多於擬桿菌門的細菌，就比較容易造成肥胖。

眾所周知，肥胖是由於身體能量吸收超過能量消耗，過多的能量轉化成脂肪貯存所致。照理說若要瘦身，從控制飲食和限制熱量做起，再加以鍛鍊應會奏效，但因而真正減肥成功者並不多見，為什麼呢？關鍵原因即在於人們忽略了腸道細菌居中所扮演的角色。

腸道菌群會協助宿主將不能直接處理或利用的物質，分解為可以被吸收的營養成分，譬如短鏈脂肪酸等，致使宿主獲得更多的能量。不過，腸道細菌存在個體差異性（雙胞胎亦不例外），每個人所擁有的種類和比例並不相同，相對地供給能量就有強有弱，因此食物中的能量成分不是一個固定值，這也就是採用同樣的食譜，有人吃了體重增加而有人不長胖的秘密所在。

過去吾人即已觀察到，投予抗生素的飼養動物體重會增加，就是因為菌群失調所造成；隨後也注意到了出生小孩早期的菌群失調，將會導致將來容易超重或變胖，所以若能調整腸道菌群比例失衡的狀況，減肥大戰應可勝券在握。

儘管腸道細菌密度過大，要找出特定的致肥細菌並非易與[13]，但至少現已知道雙岐桿菌、格氏乳桿菌（Lactobacillus gasseri）、約氏乳桿菌（Lactobacillus johnsonii）、類乳酪乳桿菌（Lactobacillus paracasei）和阿克曼氏菌（Akkermansia muciniphila）等都是減肥細菌，肥胖者只要從外補充這類益生菌，搭配優質益菌生，再加上起碼的運動，想要減掉腹部脂肪將是指日可待。

13. 根據中外學者的研究探索，目前咸認直接與肥胖有關連的腸內細菌包括史氏甲烷短桿菌（Methanobrevibacter smithii）、陰溝腸桿菌（Enterobacter cloacae）以及普雷沃氏菌屬（（Prevotella）的成員等。

乳房健康與腸道細菌有關嗎？

美國國立癌症研究所二〇一四年在《臨床內分泌與代謝》雜誌（JCEM）上發表了一篇腸道細菌與絕經婦女尿中雌激素和其代謝物關聯性的報告，論文指出：相較於腸道細菌多樣性貧乏的女性，那些腸道細菌多樣性豐富的女性，腸內留有更多的有益雌激素代謝物[14]，她們罹患乳癌的風險相對要低，尤其對絕經後女性的作用更明顯。

腸道細菌密切參與雌激素的腸肝循環代謝，在上個世紀七〇年代便為人所知，它們能調控雌激素產生後存留體內和排出體外的水準。在正常情況下，體內大約百分之六十的循環雌激素是以葡萄糖醛酸形態被結合，隨膽汁排泄到腸道，再經腸內細菌的葡萄糖醛酸酶等催化下脫結合，然後重新被回收到肝臟啟動。不過若使用了抗生素導致菌群失調時，糞便中的雌激素含量會比正常時高出六十倍左右，換言之，雌激素再被吸收的能力明顯下降了。

14. 雌激素的代謝產物很多，好壞都有，例如2-羥雌酮是抗癌的，16α-羥雌酮是促癌的。大豆異黃酮或十字花科蔬菜裡的吲哚3-甲醇和雙吲哚甲烷都能抑制有害的雌激素代謝物。

身體雌激素不足或是過量都屬失衡，不利健康，譬如前者使人骨質疏鬆，而後者更會促發癌症。美國《科學》雜誌十多年前即報導過乳癌的遠因就是便祕，加州大學從一千四百多名接受乳癌預防篩檢的女性中，發現每週排便二次以下的人，占乳房擁有異常細胞者的絕大多數，四人中就有一人，然而每天排便一次以上者，則僅二十人中才有一人。所謂異常細胞指的就是乳腺和導管上皮細胞的不典型增生，容易轉化成癌細胞，這說明了動輒便祕的女性導致乳癌的機率很高。

便祕為什麼會與乳癌產生關聯？除了一般常說的腸道累積的腐敗物質所致外，有個關鍵因素就是體內多餘的雌激素無法隨糞便排出體外！尤其便祕的腸內環境充斥著魏爾斯菌（Welchii）這類細菌，它們也能利用膽固醇製造出雌激素來，使得在血中轉來轉去被身體吸收的雌激素更多了，雪上加霜的結果只會加速乳房病變的發生。

據稱，當今全球每七個女性中就有一個乳癌患者，乳癌可以說是現代婦女最大的夢魘。預防的首要之道就是得養成少葷多素的飲食習慣，嗜好高脂食物只會破壞腸道生態環境，降低菌群的多樣性（請參見本書〈少葷多素才是真正健康的飲食嗎？〉一文），使得病魔有機可乘。

常見婦科疾病與正常菌群有何關係？

陰道炎和泌尿系統感染是經常困擾女性的疾病。泌尿生殖道乃人體四大菌庫之一，生存在這個部位的細菌種類與腸道菌群很相似，其中以嗜酸乳桿菌（**Lactobacillus acidophilus**）為主的乳酸桿菌屬最重要，可說是泌尿生殖道的守護神，因其數量在健康婦女的陰道菌群中就占了百分之九十五以上，它們利用陰道黏膜細胞上糖原（**Glycogen**）所產生的乳酸等有機酸，能造成酸性的陰道環境，從而抑制條件致病菌的活化增殖，維持泌尿生殖道微生態平衡。

陰道正常菌群在生理期、妊娠期和絕經期都會發生變化，這種情況最易出現菌群失調而起病，很常見的就是細菌性陰道炎，這是一種內源性感染疾病，很多患者並不自覺，孕婦尤要小心。臨床發現，患者陰道內嗜酸的乳酸桿菌大幅減少，菌量低於正常的一百至一千倍，相反的嗜鹼的細菌則都過度增加。

吾人知道，細菌性陰道炎患者的特徵即陰道分泌物有惡臭味，早期醫界認為加德納氏菌（Gardnerella vaginalis）乃是發病的罪魁禍首，但加德納氏菌本身缺乏脫羧基酶，並不會產生胺類物質，難聞氣味是陰道其它細菌製造的，故細菌性陰道炎現已被視為系由陰道既有菌群的協同感染所致，而非某特定的細菌了。

此外，同是易見的念珠菌性陰道炎和滴蟲性陰道炎，一樣是緣於陰道菌群的失調，大量乳酸桿菌屬細菌消失，才使得原本為數不多，處於弱勢的酵母菌或原蟲趁機坐大，興風作浪。

至於泌尿系統，因女性尿道更接近肛門，故比男性更容易被細菌侵犯。泌尿系統感染若是反反覆覆，可能會導致腎臟受損，它的發病不只涉及腸道菌群，亦與陰道菌群有關，早在幾十年前的研究即已指出，陰道內乳酸桿菌數量多的女性一般很少患上這種疾病，而乳酸桿菌處在劣勢者，發生的風險會相對較高。（另請參閱拙作《腸內清道夫寡糖》的〈女性較男性易尿道感染，要如何澈底防治呢？〉一文）

上述疾病向來均無理想的治療方法，通常抗生素的使用只能暫時性的治癒或緩解病情，但還會三不五時地復發或再感染。職是之故，輔以益生菌製劑非常有必要！在上個世紀七〇年代歐美國家便有這種「邊抗邊調」的做法，現則已被廣泛採行應用了，臨床證明不管是口服或外用，有效率都是很高的。目前科研人員還在開發一種含有益生菌的衛生護墊產品呢！

腸道細菌在急性胰腺炎中扮演了什麼角色？

一般人對胰臟的疾病比較陌生，醫學科普書也少會提及，其中急性胰腺炎在臨床上可是很常見的急腹症。

急性胰腺炎係指胰腺及其周圍組織被胰腺分泌的消化酶自身消化的炎症，這是一種致命的疾病，尤其重症急性胰腺炎更為兇險，發病急劇，預後不良，死亡率高。

急性胰腺炎大都肇因於膽道疾病、酒精中毒和高脂血症等，惟病情發展的輕重程度與腸道細菌有著密切關係。臨床研究發現，重症急性胰腺炎患者同時存在腸道屏障功能障礙。

所謂腸道屏障功能障礙亦即腸漏症，其直接危害是腸道細菌移位，導致胰腺及遠隔器官感染；間接危害則是腸道細菌和內毒素穿越受損腸黏膜，進入體循環而產生內毒素血症，誘發全身炎性反應，對胰腺等臟器構成雙重打擊！由此可見保護腸道屏障的完整性，乃是治療急性胰腺炎，減少併發症和病死率的一個關鍵所在。

吾人已知，腸漏症的源頭就是菌群失調（請參閱本書〈為什麼說腸道屏障是維護健康的基石？〉一文），然而向來治療急性胰腺炎的一些常規手段，例如禁食並代之以靜脈營養、插管引流胃液和預防性使用抗生素等，卻顯然處處都在破壞微生態平衡。特別是急性胰腺炎患者發病後容易出現便祕，更進一步加重菌群紊亂，增大腸壁通透性。

所以為了維護腸道的屏障功能，首先病患的營養支持要以腸內營養為主，因為靜脈營養會直接傷害腸道黏膜組織，最易造成腸漏。現已有很多的證據表明，對於重症胰腺炎患者，早期採用腸內營養效果優於靜脈營養。

其次要利用微生態調節劑來維持菌相平衡，恢復腸道動力。中外在這方面的臨床報告也不少，大都表明可起到一定效應，有助於病情療癒。不過，歐盟的一項罕見大型臨床對照實驗卻大大出乎意料，值得吾人反思。

這項研究挑選了二百九十八名重症急性胰腺炎患者，隨機雙盲分成益生菌組和安慰組，兩組除傳統給藥外，實驗組管餵含有六株益生菌的製劑，對照組則用安慰劑，每日兩次，共治療二十八天，結果顯示兩組出現的感染性併發症並無顯著差異，倒是益生菌組有二十四例死亡，安慰組則有九例。另外益生菌組有九例發生小腸缺氧，其中八例死亡，而安慰組無患者發生，研究團隊事後推測這與補充益生菌可能增加患者腸道氧氣需求和降低腸道供血有關。

這篇二〇〇八年發表在《刺胳針》（The Lancet）的論文曾掀起很大爭議，至少它提示了腸道滲漏嚴重者，補充益生菌要格外謹慎，製劑的組合也不見得是菌種和數量越多就越好！

❧ 為什麼說腸道細菌與過敏症密不可分？

很多人大概都聽過「衛生假說」（Hygiene hypothesis）這個理論，它是英國流行病學家David Strachan在一九八九年提出的，大意是說現代由於公共衛生改善、過於講究潔淨、抗生素濫用和家庭少子化等等的原因，使得嬰幼兒接觸微生物的機會減少，以致免疫系統發展失衡，而增加了罹患各種過敏性疾病的機率。

今天已有諸多文獻證明了「衛生假說」的觀點，例如最新的一份報告就發佈在二〇一五年九月四日的《科學》雜誌上。這篇來自比利時Ghent大學有關農村塵土和內毒素與抗過敏的研究，結果確認了：一、由革蘭氏陰性桿菌釋放的內毒素可以抑制過敏發生，僅僅在含有一百納克內毒素的環境中生活兩週，就讓老鼠對塵蟎產生抵抗力。二、內毒素要發揮抗敏功能，得借力於一種稱為A20的蛋白質才行。三、A20蛋白質在免疫反應中起到重要作用，負責編碼該蛋白質的基因若生突變，就會使哮喘風險顯著升高。

過敏是免疫系統一種不恰當的和過度的反應，它可以發生在任何的時間點，任何的年齡段。過敏症被世界衛生組織（WHO）確定為「二十一世紀重點研究和預防的疾病」，並評為全球第四大慢性疾病，估計到了二〇五〇年，全球超過一半的人將會罹患過敏症。「衛生假說」就是解釋了這種疾病逐年不斷增加的最主要機制。

科學家十幾年來的研究和實驗結果，一方面表明：人體的許多免疫應答是在出生第一年形成的，過敏性疾病的發生、發展與生命早期腸道菌群的紊亂有著密切的關聯性。無論在高發和低發地區，或同一地區的過敏兒童與正常兒童之間，他們的腸內細菌差異明顯，而且菌群的失調於症狀出現前即已存在，並不是繼發的現象，過敏是微生態失衡的一個重要指標。

另方面發現：正常人腸道中雙岐桿菌等乳酸菌越多，患上過敏性疾病的機會也就越小，因為有益菌可以誘導調節性T細胞（Regulatory cell）產生，從而平衡第一輔助性T細胞（Th1）和第二輔助性T細胞（Th2）[15]。職是之故，

15. Th細胞負責偵察任務，依據分泌細胞因子（Cytokine）與作用的不同，分為Th1和Th2兩個亞群，前者刺激細胞免疫，後者刺激體液免疫。過敏病患體內兩者處在失衡狀態，Th1細胞的免疫反應低下，而Th2細胞則應答過度。

若能利用雙岐桿菌等益生菌製劑來治療過敏症，將不失為是個有效的方法。

而美國芝加哥大學還觀察到腸內屬於梭狀芽胞桿菌（Clostridium）的菌群可預防食物過敏，這也為益生菌製劑的開發帶來了新的對象。這篇二〇一四年八月二十五日發表於《美國國家科學院學報》（PNAS）上的老鼠實驗指出，梭狀芽胞桿菌屬對食物過敏原的敏化作用能予逆轉，而再進一步的分析顯示，梭狀芽胞桿菌屬會誘發大量的第二十二介白素（Interleukin-22）產生，這種信號分子可以降低腸壁的滲透性，減少過敏原進入血液，從而起到預防食物過敏的作用。

俗話所謂的「小病不斷，大病不犯」確實有幾分道理。為了保持戰鬥力不致鬆懈，駐守在我們體內的免疫部隊平時是要訓練的，而最好的軍事教官自非腸道細菌莫屬了。

關節炎取決於腸道細菌的作怪嗎？

上個世紀九〇年代初，醫界便知腸道細菌與關節發炎有連帶關係，人們會在患上腸炎和痢疾的腸道感染後出現關節炎，或使已治好的關節炎復發，患者關節組織內可見耶爾森氏菌、沙門氏菌或志賀氏菌等腸桿菌科細菌的細胞壁降解物。

早在十幾年前就有報導，類風濕性關節炎患者體內存在高濃度的梭狀芽孢桿菌（Clostridia）和奇異變形桿菌（Proteus mirabilis）抗體，顯示它們跟發病有關。如今紐約大學醫學院的研究人員又發現了一種屬於普雷沃氏桿菌的細菌（Prevotella copri），也是具有決定性的推波助浪者。

他們分別檢測比對了二十八份健康受試者、二十六份已接受治療的類風濕性關節炎和十六份銀屑病關節炎患者，以及四十四份新確診而還未就醫者的糞便樣本，結果顯示：健康組中只有百分之二十一的人腸道擁有這種普氏桿菌，已治療組前者是百分之十一，後者百分之三十七，而在未治療組則有高達百分之七十五的人腸內都能見到它的蹤影。

在所有關節炎中，人們對僵直性脊椎炎與腸道細菌關係的研究則多些了，咸認腸內克雷伯氏桿菌（Klebsiella）就是幕後的操控者。例如國外報導，大便培養克雷伯氏桿菌的陽性率在僵直性脊椎炎患者中為百分之七十九，而在正常對照組為百分之三十；大陸解放軍總醫院的調查也指出，陽性率在僵直性脊椎炎患者中為百分之三十三，在醫院健康工作人員中為百分之六。以上所舉皆提示了患者腸內克雷伯氏桿菌的數量明顯高過正常的人。

吾人雖不甚清楚克雷伯氏桿菌或普氏桿菌成員在病患腸道大量增殖的原因，但這種現象表明了當事人腸內菌群是紊亂而失衡的。那麼距離腸道很遠的關節，為何會因細菌過度生長或者腸道感染所造成的菌群失調而發炎呢？

機轉即在菌群失調會增加腸壁的通透性（請參見本書〈為何說腸道屏障是體內最重要的防線？〉一文），使得腸道細菌與其代謝產物溜進身體內部，致而引發異常的免疫應答，尤其是啟動促炎的輔助型T細胞十七（Th17）時[16]，就易產生像類風濕性關節炎和僵直性脊椎炎這種自體免疫性疾病了。

16. Th17細胞是在二〇〇五年才發現的一類輔助型T細胞，因主要分泌第十七介白素（IL-17）促炎因子，故以此命名。這群細胞與自體免疫性疾病、器官移植排斥以及許多炎症反應的發生發展密切相關。

8 腸道細菌與肝臟疾病息息相關嗎？

吾人從「腸肝軸線」（gut-liver axis）這個醫學名詞，多少就能體會到腸道和肝臟兩個器官之間的緊密關聯性，它們共同組成了消化系統的整體，相互影響，因果循環。

腸道細菌對肝病所起的作用，人們很早就有認識，醫界在上世紀七〇年代初便已使用最老牌的寡糖——乳酮糖（Lactulose）來治療肝性腦昏迷了。多年來的臨床研究一致表明，肝病的發生和發展與人體微生態的變化息息相關，患者存在不同程度的腸道菌群失調，表現出雙歧桿菌等厭氧菌的正常繁殖受到抑制，數量顯著減少，而好氧的革蘭氏陰性桿菌則過度生長。其中，今天最常見的肝病就是非酒精性脂肪肝和B型肝炎了。

非酒精性脂肪肝全球分佈廣泛，目前已成為發達國家排名第一的肝病。它會演變為脂肪性肝炎、肝纖維化和肝硬化，因其常與代謝症候群即肥胖和三高等症狀並存，故可視為代謝症候群的肝臟表現。

現已證實，非酒精性脂肪肝的發病機制涉及了胰島素抵抗、小腸細菌過度生長、內毒素血症和腸道滲漏症等，這些環環相扣的因素則都與腸道菌群的失衡有密切關係。大陸上海交通大學的研究結果，更直指腸道菌群的改變與肝臟的脂肪病變存在一定關聯，它們可以直接調控肝臟細胞合成脂肪的基因表達。

至於有「國病」之稱的B型肝炎，若遷延不癒，同樣會進一步造成肝纖維化和肝硬化，甚而肝癌。臨床研究顯示，腸道菌群失調的程度與B型肝炎病情嚴重程度顯著相關。

臺灣大學的動物實驗就發現，Toll 4樣受體[17]沉默的老鼠檢測不出病毒來，但卻有明顯抗體存在，揭示了腸道細菌的組成起到對B型肝炎病毒重要免疫反應，或者具有清除病毒的能力。吾人須知，在正常情況下，Toll樣受體的信號通路是處於關閉狀態的，只有在身體內部發生狀況時，譬如腸道微生態失調就會被啟動，進而引起炎症反應。臺大這篇研究也表明了腸道細菌或能決定B型肝炎的急慢性發作。

---

17. Toll樣受體家族（Toll-like receptors, TLRs）有十幾種，乃是參與先天和後天免疫的一類蛋白質分子，它們能夠識別內源性和外來的病原體，介導信號傳導途徑，刺激細胞因子的產生，從而啟動免疫反應，發揮機體防禦的功能。

從上可知，微生態療法對於肝病的防治具有重大意義，尤以含有雙岐桿菌為主的製劑，配伍「雙岐因子」——寡糖最好，因為誠如傳統中醫所謂「酸入肝」，凡是酸味的食物比較有利肝臟的運作，而雙岐桿菌就最擅長製造醋酸（乙酸）的益生菌了。

腸道細菌與慢性疲勞症候群也有關係嗎？

一直到一九八八年才被定名的慢性疲勞症候群，乃是醫界所「量身打造」的疾病，因為醫療人員對其一籌莫展，毫無投藥的著力點，於是就訂出了至少要有四種症狀並且持續六個月以上的這種不見得客觀而很制式化的診斷標準。

慢性疲勞症候群是由生理和心理諸多因素綜合起來促成的，在其中腸道細菌扮演了什麼角色呢？十幾年來的臨床研究發現，患者腸道功能失調，黏膜免疫異常，促炎症的細胞因子（Cytokine）水準升高，與健康被試者相比較，腸道菌群發生了改變，包括雙歧桿菌水準降低和小腸細菌過度生長。

而且慢性疲勞症候群病人往往與腸躁症並存，曾有項調查便顯示高達百分之九十二的患者同時也有腸躁症的問題。由此可見，腸道菌群的改變可能在慢性疲勞症候群的發病機制上發揮了作用。

吾人說到慢性疲勞症候群，很自然就會想到女性更易患上的纖維肌痛，它也是被量身定制的疾病（診斷標準：全身疼痛至少持續三個月，並按壓身體十八個特殊部位至少有十一處感到疼痛），醫界對其起因一樣瞭解很少，束手無策。其實纖維肌痛同是由腸道菌群紊亂引起，呈現的症狀與慢性疲勞症候群多所類似，患者亦通常罹有腸躁症，比率大約占了百分之四十至七十。

美國加利福尼大學有項針對小腸細菌過度生長的研究，對象包括了四十二名纖維肌痛者和一百一十一名腸躁症者，還有十五名健康對照組，結果表明，雖健康組約有百分之二十的人也有小腸細菌過度生長現象，但卻有百分之八十五腸躁症者與百分之百的纖維肌痛者出現這種情況。

慢性疲勞症候群與纖維肌痛都是腸躁症的臨床表現。吾人已知，通過益生菌製劑能抑制小腸細菌的過量增殖，有效治療腸躁症（請參見本書〈腸道莫名鬧憋扭是誰在興風作亂？〉一文）。既然同樣是被量身定做的腸躁症（診斷標準：必須在前十二個月中至少有不一定連續的十二週感到腹部疼痛或不適）與慢性疲勞症候群或纖維肌痛之間互有關聯，那麼益生菌製劑的投用，對於後兩者疾病的治療應該會有相似的效果是合理的。

關於這點，現已發表的臨床報告均予證實了，補充益生菌製劑不僅具有一定的治療價值，還能減輕患者的壓力和疲憊，甚至改善神經認知功能。例如，加拿大多倫多大學的一項隨機雙盲和安慰劑的對照研究中，三十九名慢性疲勞症候群患者，持續二個月每天分組接受乾酪乳桿菌（**Lactobacillus casei**）或安慰劑，實驗結果表明，與安慰劑組相比，服用乾酪乳桿菌組不但雙岐桿菌和乳酸桿菌顯著增加，同時焦慮症狀也明顯地減輕了。

腸道細菌與慢性腎病有何關聯？

《新英格蘭》醫學雜誌報導了一名美國男子每天都喝大概十六杯（一杯約二百五十毫升）的冰紅茶，致而引起腎衰竭。筆者也曾見過一位多年嗜好珍珠奶茶，最後喝到洗腎的人。兩者的病因可能都與草酸鹽和塑化劑脫不了關係。當然類似個案是較罕見，但就像其它慢性病一樣，現在罹患腎臟疾病的人確實也是愈來愈多了，臺灣洗腎率就好幾年名列全球之冠！

在上世紀九〇年代，吾人即知腎臟的疾病與腸道細菌有關。醫學告訴我們，草酸鈣結石的形成和尿中草酸濃度密切相關，正常尿中鈣與草酸比為五比一以上；而易造成草酸鈣結晶的尿中則是一比一。腸內的細菌即參與了這個機制。

原來在食草動物或人類腸內都生存著一種被命名為草酸桿菌（Oxalobacter）的嗜好草酸細菌，健康人的糞便裡，草酸桿菌數量每克可達十的七次方個。草酸桿菌會將食物中的草酸分解為腸道不吸收的甲酸和二氧化碳，因而可調解或控制腸道吸收草酸的量。如果腸內被分解的草酸量減少，由腸道吸收並向尿中排泄的草酸量就增加了。有項調查即指出，患有腎石者腸內的草酸桿菌只有百分之十七，而無腎石者就高達百分之三十八。

二十一世紀的今天，我們更加清楚到慢性腎病與腸道細菌的關聯了。腎臟病與心臟病向來被認為是一對難兄難弟，因為心臟病會加重腎疾的病情，腎疾的發生更會加速心臟病惡化，心臟病也是導致洗腎患者死亡的首要因素。這兩種疾病之間的關係，只從血液循環等問題去瞭解還是不夠透澈清楚。

現在美國克里夫蘭醫學中心（Cleveland Clinic）已經找到箇中的關鍵因素了，那就是由腸道細菌代謝產物——三甲胺所轉變的氧化三甲胺（TMAO）。氧化三甲胺不光是預測心臟病的有力工具（請參見本書〈腸道細菌對心腦血管疾病有什麼影響？〉一文），而且還能預告慢性腎病未來進展的風險。研究表明，血液中氧化三甲胺若長期都處在較高的水準上時，就可能引起腎功能的逐漸損傷以及衰竭。

過去文獻已多所報導，罹有慢性腎衰者的腸道菌群嚴重失調，主要表現在以腸桿菌科（Enterobacteriacea）為代表的需氧菌過度增殖，而雙歧桿菌為代表的厭氧菌明顯減少，前者細菌的大量生長與血肌酐[18]的濃度成正相關。

因此包括已在洗腎的患者，除了常規療法外，若還能輔以微生態製劑，增加腸道益生菌群，那麼對病體狀況的改善和病情的控制將會大有助益。

18. 肌酐乃是體內肌肉組織和肉類食物的代謝產物，包括血肌酐和尿肌酐。腎功能不全時，肌酐會在體內蓄積而成為克雷伯氏桿菌等腸桿菌科細菌的「美食」，促使它們超量增長。

❽ 腸道細菌與呼吸道疾病有怎樣的關聯？

人們大都聽過宋代名醫楊士瀛所說的「肺與大腸相表裡」這句話，先賢之言似早就點出腸道和呼吸道之間的密切關係了。中醫肺病治腸、腸病治肺，或肺病及腸、腸病及肺的理論，或許即從這個概念發展出來的吧！

英國倫敦帝國學院的代謝組學權威Jeremy K. Nicholson說過：「幾乎每一種疾病都和腸內細菌有關。」腸道菌群對呼吸系統也會產生著重要的影響，兩者存在有很明顯的關聯性，動物實驗顯示，老鼠腸道中的菌群被抗生素清除後，其體液免疫和細胞免疫的功能會受到損害，導致感染流感病毒的風險大大升高，但在重新建立起老鼠的腸道黏膜免疫應答後，呼吸道感染症狀就明顯改善了。

另一項健康成人的隨機對照研究發現，長期服用雙岐桿菌和乳酸桿菌製劑，能縮短兩天以上的普通感冒病程，並且可減輕呼吸道症狀。而在對嬰幼兒的研究中也證實，餵食益生菌可以有效降低其呼吸道感染的發生率。

大陸學者利用肺病與腸病的病理老鼠模型，對不同病情下的老鼠腸道和肺部菌群狀況進行比較觀察，結果顯示當罹上支氣管炎或哮喘的肺病時，老鼠肺和腸的部分菌群會出現同步規律性變化，厭氧菌如雙岐桿菌、擬桿菌等顯著減少；好氧菌如大腸桿菌、酵母菌等大量增加，而在患有便祕或潰瘍性結腸炎的腸病時也出現了相同的情形。

筆者在舊作《腸內清道夫寡糖》一書裡，便曾提及腸道細菌在肺氣腫發病中所扮演的角色。肺氣腫患者的臨床表徵即體內氣體失調，腸道製造氫氣的細菌特多，而能消耗氫氣的三類微生物：產乙酸細菌（如雙岐桿菌）、硫酸鹽還原菌和產甲烷細菌不是缺乏就是沒有。流行病學調查亦發現，罹患有阻塞性肺疾者大都存在便祕和抑鬱焦慮症狀，其實這也是緣於腸內菌叢構成失衡所結的果。

吾人須知，當菌群失調時——具體地說即腸內雙岐桿菌等有益細菌大量減少，將可能導致腸源性內毒素（請參見本書〈腸道細菌內毒素和外毒素有什麼不一樣？〉一文）等多種致病物質的產出增加，彼等不僅破壞了腸道黏膜屏障，還會隨著血液循環到肺部誘發炎症，致而對呼吸系統的結構和功能造成傷害。

再者，腸道菌群失調更會影響調節性T細胞和分泌型免疫球蛋白A（IgA）的製造。調節性T細胞能管控輔助性T細胞的平衡，以化解或平息炎症；免疫球蛋白A則是保護腸道和呼吸道黏膜健康最重要的抗體。新近紐約西奈山Icahn醫學院的研究即揭示了抗生素的使用，導致腸道微生態失調及肺部免疫球蛋白A產量減少的直接關聯性。

職是之故，慢性的呼吸道炎症諸如支氣管炎、哮喘和肺氣腫等疾病，若通過調整腸道菌群，增加有益細菌是能獲得很大改善空間的。

腸道莫名鬧憋扭是誰在興風作亂？

腸躁症對很多人來説都不陌生，它是一種最常見的腸道功能紊亂性疾病，成因因人而異，女性多於男性，臨床表現為腹痛、腹脹等腹部不適和排便異常，腹瀉比便祕更多見，確診不易，治癒困難。一般認為腸躁症雖會影響生活品質，還不致於危及全身的健康狀況，惟其也有可能是炎症性腸病的前期表現，故千萬可別小覷。

腸躁症有二十多個名稱，譬如神經性結腸炎、過敏性結腸炎、痙攣性結腸炎或黏液性結腸炎等等，由此亦可見醫學界對其病因有著不同的看法。這十幾年來隨著腸道細菌研究蔚為風潮，從腸道細菌的高度來探索腸躁症的緣起和發病機制就更成了熱門議題。

如今已有大量研究表明，腸道菌群失調與腸躁症的發生具有較高的相關性。流行病學調查即指出，急性細菌性胃腸炎患者易發展成腸躁症，原因就在於抗生素的使用破壞了腸道菌相平衡，導致菌群紊亂和比例失調。

臨床研究也發現，腸躁症患者普遍存在著小腸細菌的過度生長現象，大腸眾多的細菌移位到小腸裡，這無疑更是典型的菌群失調。

中外的研究亦都顯示，與健康志願者相比，腸躁症患者的雙岐桿菌與大腸桿菌比值小於一（B/E＜1）[19]，甚至發現雙歧桿菌在病人糞便和粘膜標本中均耗竭殆盡。

事實上腸道細菌不僅僅是腸躁症發病的原因之一而已，它們在腸躁症

19. 雙歧桿菌／大腸桿菌（B/E）比值系評估腸道菌群狀況的一項重要指標，若B/E大於一表示腸道菌群組成正常，若B/E小於一則表示腸道菌群失調。B/E比值越低即提示菌群失調越嚴重。

各種成因中還扮演著穿針引線的主導角色，因為那些傳統上所提出的致病觀點，諸如腸道動力異常、腦腸軸線紊亂、腸道屏障受損、腸道隱性發炎、食物過敏反應以及心理層面問題等等，試問，其中有哪一項是腸道細菌沒有參與運作的？這些個別因素與腸道細菌之間的關聯性，在本書其它篇章裡已有所著墨，於此就不再贅筆了。

因此利用益生菌製劑來維持腸道的菌相平衡，可以有效治理這個「事出多因」的消化道難題，而這種療法現也已被廣泛地採行了，其中法國的布拉氏酵母菌（Saccharomyces boulardii）和一款名為VSL#3的美國品牌（內含雙岐桿菌、乳酸桿菌和唾液鏈球菌）就是較常應用在患者身上的益生菌。總的來說，病人只要能配伍食物的調整，根據突出的症狀（譬如腹瀉型或便祕型等），選對適合自身的益生菌產品服用，皆可取得一定療效的。

腸道細菌是如何參與炎症性腸病發生的？

廣義的炎症性腸病很多，不過通常都是專指潰瘍性結腸炎和克隆恩氏病

（Crohn's disease）這兩種類型的疾病來說的，前者只影響大腸和直腸的功能，後者則會出現在消化道的任何部位。它們的症狀非常相似，容易反復發作，遷延不癒，甚至可能演變成癌症。

這兩類當今常見也不易治療的腸道慢性炎症病因，醫學界迄今並無定論，一般咸認是遺傳、感染、飲食以及環境等諸多因素相互作用的結果。如果我們認同消化道以外的疾病，直接或間接都和腸內細菌有所牽連，那麼就毋庸懷疑腸道自身的疾病與腸內細菌的密切關係了。隨著這十幾年來腸道細菌的研究變成熱門，腸道細菌參與潰瘍性結腸炎或克隆恩氏病發生的機制，總算是引起主流醫學的注目矣。

現已有許多證據顯示，腸道細菌在炎症性腸病的始動和持續上起到關鍵作用。炎症性腸病患者和健康對照者的腸內菌群存在不同，正常菌叢的種類與數量發生很大改變，腸腔內具有抗炎特性的丁酸等短鏈脂肪酸含量明顯減少。

換言之就是患者腸道細菌組成比例失衡，多樣性降低，本該多的細菌像雙岐桿菌和柔嫩梭菌（Faecalibacterium prausnitzii）等變得很少，它們都是擅長製造短鏈脂肪酸的細菌，雙岐桿菌還另外能產生同樣有抑炎效果的γ-氨基丁酸（GABA）；而本該少的細菌像腸桿菌科（Enterobacteriaceae）的各種細菌等卻增加了，它們則會製造啟動免疫細胞從而引發腸道炎症的物質。尤其是炎症性腸病患者都存在腸道滲漏問題，更加促進病情的發展。

就如同對付其它慢性疾病一樣，根本上炎症性腸病的防治還得從糾正腸道細菌、重建菌相平衡和完善腸道屏障著手。有謂「一方水土養一方人」，而一方食物同樣養一方菌，首先是務必少吃高飽和脂肪的食物，因其最容易改變腸道環境致使菌群失調。

正如二〇一二年美國芝加哥大學的研究指出的，高脂飲食會促使腸內硫酸鹽還原菌屬（Sulfate-reducing bacteria）的成員沃氏嗜膽菌（**Bilophila wadsworthia**）大肆增殖，過度刺激免疫反應而誘發宿主患上炎症性腸病，這種細菌在正常情況下數量是微乎其微的。

其實在早期的文獻便有報告稱，炎症性腸病患者腸道嗜硫細菌較多，應該避開含硫豐富的食物，譬如蛋類、牛奶、乾酪以及花椰菜、包心菜等十字花科蔬菜等。

再來就是要借重益生菌製劑。這類生物治療劑（Biotherapentic agent）能促進腸道菌群平衡與調節免疫細胞，對炎症性腸病能起一定作用。不過效果將會因人而異，得自己試用後方能定奪。最後當然就是至關緊要的腸漏修補工程了（請參見本書〈為什麼說腸道屏障是維護健康的基石？〉一文）。

2 腸道細菌與大腸癌有怎樣的關聯？

日前世界衛生組織下屬的國際癌症研究機構宣稱，吃「紅肉」可能致癌，吃「加工肉製品」致癌。媒體報導一出來，即引爆全球熱議。其實，食用紅肉和加工肉製品可能導致大腸癌，過去便為人所知，該機構的研究只不過是綜合分析了八百篇相關文獻的總結報告而已。

總部設於英國的世界癌症研究基金會（World Cancer Research Fund）早即證實「膳食是多種形式癌症的重要決定因素」。癌症與飲食關係密切，特別是常見的大腸癌，然莫誤解，這並非說人們平常吃的絕大多數食物會致癌，癌變風險的關鍵乃在於腸道細菌的作為，它們才是始作俑者。

大量的實驗已經證明，腸道細菌會把食物成分轉變為致癌物質或致癌輔助物質。在上個世紀六〇年代，醫學界即觀察到腸道細菌和大腸癌存在聯繫，發病機理現已知與細菌酶和其代謝產物有關，前者中β-葡萄糖醛酸酶便屬最強的危險因子，它能使已被肝臟包裹處理的致癌物重新解開活化。後者如次級膽酸或亞硝基化合物等都是促進腫瘤形成的代謝物質。

我們腸道雖有促癌的細菌，如擬桿菌屬、梭狀芽胞桿菌屬和腸桿菌科等的成員，但也有抑癌作用的細菌，如雙岐桿菌屬和乳酸桿菌屬等乳酸菌。眾多研究已經表明抑癌細菌能：一、改善失衡的菌群，減少腸道炎症的發生；二、維持腸道酸性的環境，降低促癌細菌酶的代謝活性，並化解或吸附致癌物；三、增強宿主免疫系統，發揮抗腫瘤的作用；四、產生短鏈脂肪酸和抗突變的物質，抑制癌細胞生長。所以對宿主來說，腸道細菌表現出來的是促癌還是抑癌，就取決於它們誰佔有優勢了。

歷年來科學家們比較了大腸癌和非大腸癌者對照的腸道細菌，所有的結果都提示腸道細菌和大腸癌密切相關。二〇一五年六月二日的《細胞》（Cell）期刊就有篇最新的研究指出，若缺失一種稱為AIM2的免疫系統蛋白分子[20]，即會影響腸道菌群的組成，進而促進大腸癌的發生，若在腸內增加好菌的數量可能對預防大腸癌具有重要的意義。

近年國外的研究更發現，腸道細菌居然還有助於提高抗癌藥物的療效。例如環磷醯胺（Cyclophosphamide）是臨床上重要的廣效化療藥物，常被用來對抗多種癌症，它會破壞腸道屏障，造成滲漏，使得乳酸桿菌和腸球菌等移位進入淋巴結和脾臟內，而增加了輔助性T細胞十七（Th17）的數量來啟動身體的免疫反應，有效地對付腫瘤。

又如使用於注射上的奧沙利鉑（Oxaliplatin）在腸道的正常菌群遭到抗生素破壞後，其藥效就變差了，這即說明腸道細菌會與抗癌藥物共同作用，讓免疫系統的功能得到增強，從而抑制或殺死癌細胞。

吾人須知，不同的飲食習慣會明顯影響腸道細菌的種屬構成、數量和代謝活動，這也就決定了個體患上大腸癌危險性的高低。當今臺灣大腸癌是人數增加最多的癌症，其發生率七年來都排名在十大癌症之首，死亡率更高居

20. AIM2是近年來鑑定的細胞質裡的DNA感受蛋白，其在免疫系統中具有重要作用，能夠幫助對抗細菌和病毒感染，惟臨床發現，AIM2基因在大腸癌患者中卻經常發生突變。

亞洲國家之冠，這樣的資料令人觸目心驚。讀者諸君，日常還是多多攝取雙岐桿菌等乳酸菌喜愛的食物吧！這類細菌可都已被證明是對抗不同腫瘤的好幫手了。

腸道細菌與老年癡呆症有怎樣的牽連？

今天大家已知腸道細菌與神經系統存在相互作用的通路，它們可影響行為和中樞神經系統功能，因此老年癡呆症的發生不論有多少假說，都不應該忽略掉腸道細菌所起到的重要作用。這十幾年來的科研報告也已證實菌群失調與癡呆症的發病是有關聯了，茲舉幾例中外的研究結果如下：

美國的研究指出，益生菌對全身炎症因子（即參與炎症反應的各種細胞因子）和氧化應激的作用，或可導致腦源性神經營養因子（Brain-derived neurotrophic factor，簡稱 BDNF）的增加，而腦源性神經營養因子正是與學習和記憶等認知過程密切相關的。

日本的研究顯示，益生菌使得腸道菌群發生演替，促進腸道菌群產生更多的外源性多胺（polyamines），腸腔中多胺的升高增加了其在循環血液中的水準，進而抑制全身炎症因子的產生。吾人須知，身體內部的發炎就是包括老年癡呆症在內的慢性疾病元兇。

大陸的研究表明，腸道菌群失調會導致持續性慢性炎症，促使身體的抗氧化能力下降，加快衰老，而英國的研究同樣指出，抗氧化物質的降低是老年癡呆發病的重要因素。

腸道菌群失調可導致肥胖已被證實，其繼而引起的動脈硬化，血管脆性增加，使腦供血供氧能力下降，將會提高神經系統疾病的發生率。沙烏地阿拉伯的研究即揭示，肥胖對血管的作用可能增加罹患老年癡呆的危險。

新近德國的研究更發現，腸道細菌可控制大腦內小膠質細胞的成熟過程及其功能，影響大腦的免疫系統，或與老年癡呆症、帕金森氏症等腦部疾病密切相關。小膠質細胞被稱為「腦內醫生」，具有修復受損腦組織的特殊作用，醫界早知其在老年癡呆症和帕金森氏症等疾病中扮演重要角色。

研究人員的動物實驗顯示，在無菌環境長大的老鼠，大腦中可見萎縮的小膠質細胞，其對炎症刺激幾乎沒有反應。同樣地，餵食抗生素後的普通老鼠，腦部免疫應答也受到抑制。這說明了腸道細菌與腦內的小膠質細胞間存在關係。他們發現，腸道細菌會影響小膠質細胞的生長，前者所製造的短鏈脂肪酸可作為信使物質，通過血液循環到達大腦，幫助後者快速有效應對炎症反應。

老年癡呆症是一種進行性的中樞神經系統退化疾病，因當今並無特效療方可以逆轉或阻止病情的發展，故在早期針對病因的干預治療就益顯重要了。由上述可見，根據雙岐桿菌等益生菌在抑制炎症反應和延緩衰老的作用機理，將其應用在對付癡呆症上會是有效果的。

為什麼說帕金森氏症和腸道細菌有關聯？

以一八一七年英國 **James Parkinson** 的首先描述而命名的帕金森氏症，迄今一直是醫藥界熱門的研究課題。患者除了震顫和行動遲緩等運動表徵外，還可出現情緒低落、焦慮、疲勞、睡眠和認知障礙等非運動症狀。現仍無療癒良方，只能做到改善病情與減緩惡化而已。

二〇一五年五月份的《神經病學紀要》（Annal of Neurology）雜誌刊出一篇丹麥 **Aarhus** 大學的研究，有力證明帕金森氏病的發生開始於胃腸道，並通過迷走神經向大腦傳播，而且帕金森氏病人在確診之前，大都曾飽受消化道疾病例如便祕等的困擾。

研究人員對約一萬五千名接受過胃部迷走神經切除術治療的病人進行調查，結果發現，全部切除的治療者都得以避免發生帕金森氏病，他們在手術治療二十年後，發病的風險降低了一半；而那些迷走神經只有部分切除者，卻沒有獲得這樣的保護作用。

這項研究是首次對人類進行的大規模流行病學調查，揭示了帕金森氏症和迷走神經之間的關係。其實二〇〇三年德國漢堡大學的神經病理學家 **Heiko Braak** 便已認為，帕金森氏症是先起源於腸道後再傳播到大腦的。他的理論是依據患者在發作的早期時，消化道疾病和大腦中心控制嗅覺的部位即已產生問題了。**Heiko Braak** 的假說當年受到很多質疑，後來始得到瑞典 **Lund** 大學的研究證實。

現在我們已經知道，人類與腸道細菌之間擁有許多共通的神經傳導物質，可見腸道細菌與神經系統的關係有多緊密！既然帕金森氏症是從腸道開始的，那麼腸道細菌肯定扮演了十分關鍵的角色。帕金森氏症最早起病於一些如上述的非運動症狀，它們出現的原因即已跟腸道細菌有所牽連了（請參見本書其它相關的篇章）。

二〇一五年三月，芬蘭赫爾辛基大學發表在《運動障礙》（Movement Disorders）半月刊的研究就指出，對照於健康組，罹患帕金森氏症的人群有截然不同比例的腸道細菌組合，尤其在他們的腸道中普雷沃氏菌屬（Prevotella）的成員豐度下降了百分之七十七點六；腸桿菌科（Enterobacteriaceae）的細菌數量則隨著疾病嚴重程度而水漲船高。

帕金森氏症病人普雷沃氏菌的數量顯著減少意味著什麼呢？這仍待進一步研究來闡明，惟患者腸道菌群的紊亂失衡，在病發之前即已存在是可確定的。因為帕金森氏症與多巴胺的缺乏密切相關，而多巴胺必須在菌相平衡時才能在腸內正常合成，菌群一旦失調就無力製造了。

腸道細菌與自閉症的關聯性如何？

這些年來已有越來越多的研究證實，腸道細菌會影響宿主行為，改變腦部生理活動和神經生化反應，彼等在各種心理疾病中發揮著不容忽視的作用。

自閉症也稱孤獨症，乃是起病於嬰幼兒時期的一種嚴重的廣泛性發育障礙疾病，患者的腸內細菌構成與健康對照組非常不一樣，他們的腸道菌群發生了改變，主要表現為細菌易位，厭氧的梭狀芽孢桿菌種類和數量明顯增加，並且多為這屬微生物中的病原菌，例如艱難梭菌（Clostridium difficile）、破傷風梭菌（Clostridium tetani）和鮑氏梭菌（Clostridium bolteae）[21]等，不僅可引起自閉症的重要病徵——消化道功能失調，還能釋放出神經毒素，造成腹瀉以及對神經的侵害。過去也有學者研究指出，酵母菌的過度增殖亦是肇因。換言之，自閉症即與菌群失調有直接關係。

二〇一二年一項來自美國哥倫比亞大學 Brent L. Williams 等人的研究表

21. 根據報導，二〇一三年加拿大 Guelph 大學已開發出全球首個針對自閉症的鮑氏梭菌疫苗，不過需要完成漫長的動物和臨床試驗，正式投入市場可還遙遠得很。

明，在二十三個伴有胃腸功能障礙的自閉症兒童，和僅患有胃腸功能障礙的正常兒童對比發現，在前者中的十二人，腸內都發現了大量屬於產鹼菌科（Alcaligenaceae）的厭氧革蘭氏陰性華德薩特菌（Sutterella wadsworthensis）和史特薩特菌（Sutterella stercoricanis），而在九個對照組的兒童中則完全沒有發現它們的存在。

二〇一三年加州理工學院 Sarkis Mazmanian 等人利用取自人體的脆弱擬桿菌（Bacteroides fragilis）餵食有類似於自閉症症狀的老鼠，結果不但改變了老鼠腸內的菌群組成，而且還改善了它們的行為，焦慮程度降低了，與其它老鼠的互動更多，表現出的重複性行為減少。尤其研究人員確定了一種由腸道細菌產生的稱為 4- 乙基苯酚硫酸鹽的化學物質（簡稱 4EPS，4-ethylphenylsulphate）。他們發現有自閉症症狀的老鼠，血液中的 4EPS 水準比其它老鼠要高出四十多倍，若給老鼠注射了這種物質後，就會出現類似自閉症的現象。

這些報告也都提示了自閉症與腸道菌群紊亂或失調有關。曾經榮獲二〇一二年「麥克阿瑟獎」的 Sarkis Mazmanian 就指出，截至目前的研究結果表明，調整腸道細菌可能是治療自閉症的一項可行的措施。

的確，由於自閉症患兒糞便中的細菌群落和健康兒童相比，一直都有不同的梭狀芽胞桿菌和數量明顯增加的各別種屬的梭狀芽孢桿菌，因此通過益生菌促進腸道菌群平衡的微生態療法，能有效扭轉病情是可預期的。例如，英國**Reading**大學對四十名年齡在四到八歲之間的患者研究，便顯示服用含有植物乳桿菌（**Lactobacillus plantarum**）製劑的兒童，自閉症症狀有了非常明顯的改善。

自體免疫性疾病與腸道細菌也有關聯嗎？

所謂自體免疫性疾病是指：免疫系統誤把自身正常組織和器官視為外來敵人加以攻擊，從而導致的一類發炎性疾病。

如今業經確認的自體免疫性疾病至少在八十種以上，其中諸如炎症性腸病、類風濕性關節炎、多發性硬化症、紅斑性狼瘡、第一型糖尿病和銀屑病等等都是人們常聽過的。

由於宏生物是從微生物進化而來，人類某些細胞成分難免會與某些細菌或者病毒相似是可以理解的，故因而引起錯誤的免疫應答實不足為奇也。

美國國立眼科研究所的免疫學家Rachel R. Caspi，二〇一五年八月十八日發表在《免疫》（Immunity）月刊的一篇研究葡萄膜炎（也稱色素膜炎）的文章論道，來自腸道細菌的某些蛋白具有類似眼睛內的蛋白質結構，能啟動T細胞而促發葡萄膜炎。她認為腸道細菌可能就是葡萄膜炎幕後的元兇。

葡萄膜炎是最常見的眼部自體免疫性疾病，好發於青壯年，治療不當可導致失明。我們知道，所有T細胞都是被特定抗原啟動的，眼睛內蛋白質在正常情況下並不會釋放到眼睛外，T細胞無法接觸到這些蛋白，故不致於攻擊眼球中層的葡萄膜。

Caspi這位在眼科領域卓有成就的專家說：「考慮到共生菌的龐大多樣，如果它們能模仿視網膜蛋白，可以想像在體內別處，它們同樣能模仿其它的自身蛋白，這些蛋白就是不適當的免疫反應對象。我們相信通過共生菌活化免疫細胞，可能是一個比目前所知的還要常見的自體免疫性疾病觸發器。」

儘管Caspi的研究團隊尚未找到產生這種蛋白質的特定細菌，不過醫學界早即瞭解僵直性脊椎炎容易伴發葡萄膜炎，而前者與克雷伯氏桿菌過量增殖有關（請參見本書〈關節炎取決於腸道細菌的作怪嗎？〉一文），其說不定就是嫌疑犯之一耶！

此外，美國Yeshiva大學一篇登在二〇一五年九月二十四日《自然》期刊上的研究還發現，腸道細菌會誘導循環中的嗜中性顆粒細胞衰老，進而加重炎症性疾病。吾人須知，嗜中性顆粒細胞是人體內數量最多的白血球，乃係極為重要的固有免疫細胞，第一時間就會集合到疾病發生位置，自體免疫性疾病即與其數量減少相關。

捍衛身體健康的免疫系統為何敵我不分仍有待解，惟腸道細菌肯定是個關鍵，上述列舉的疾病亦均已被證實和腸道細菌有聯繫了。

自體免疫性疾病患者幾乎都有腸漏症的問題，而腸道通透性改變的主要原因就是菌群失調。當腸道有益菌減少時，一方面會誘發內毒素血症，引起全身性的炎症反應，另方面也將影響能控制炎症反應的調節性T細胞生成，終而演變為自體免疫性疾病。所以防治本病之道，維持腸內菌群平衡，保護腸道黏膜健康乃是首要任務，很是重要！

你可知道腸道細菌會幫忙對抗瘧疾嗎？

大陸學者屠呦呦因開發出治療瘧疾有效率高達百分之九十七的青蒿素類藥物，拯救了全球難以計數的患者，而獲得二〇一五年的諾貝爾生理學和醫學獎，成為首位榮膺該項大獎的中國科學家。這種殊榮可說與一九〇二年因發現蚊子是傳播瘧疾的媒介，也獲同樣獎項的英國醫師 **Ronald Ross** 前後輝映，相互媲美，確實值得吾人喝彩！

瘧疾俗稱「打擺子」，這是一種非常古老的寄生蟲疾病，成書于秦漢時期的《黃帝內經》裡便有記載了。當年加速羅馬帝國衰亡的瘟疫就是瘧疾，現在的重災區則在非洲，乃是該地兒童的主要死因。

瘧疾的最特殊處在於其對人類演化造成的深遠影響，鐮狀細胞貧血症就是典型的例子。這種慢性溶血性貧血乃屬基因突變的遺傳病，在瘧疾肆虐的地區相當常見，雖然容易導致患者英年早逝，但是紅細胞的鐮變反而可能降低瘧原蟲的繁殖和傳染。

眾所周知，瘧疾是一世界性的致命傳染病，迄今不見有可用的疫苗問世。

葡萄牙科學家在二〇一四年十二月四日的《細胞》（Cell）期刊所發表的論文，也許將可給未來瘧疾疫苗的研發帶來一線曙光。

葡萄牙 **Gulbenkian** 科學院的研究團隊發現，腸道細菌能幫助人體建立抵抗瘧疾的天然防禦機制。腸道細菌表面有一些稱為聚糖（**Glycan**）的糖分子，當人體免疫系統識別出它們後會產生高濃度的天然抗體，大腸桿菌（**Escherichia coli**）表面一種與半乳糖有關的成分，即能誘導宿主生成這類的免疫球蛋白。由於瘧疾病原體表面也具有相同的糖分子，故體內這種抗體自然就會將其視為目標，發動攻擊，阻止瘧原蟲從皮膚進入血流而致病。

研究小組即在瘧疾暴發季節，對六百九十五名受試者進行了長達七個月的追蹤調查，這些人固定每兩週檢測相關抗體一次。結果揭示，成人的抗體水準高於兒童，而那些在隨後的七個月中未感染瘧疾的兒童抗體水準，又高於感染瘧疾的兒童，很顯然糖分子抗體水準與瘧疾易感性存在高度的相關。

醫學早知，在熱帶和亞熱帶的瘧疾高發地區，只有一部分成年人被蚊蟲叮咬後會感染瘧疾，而五歲以下的兒童明顯更容易受到侵犯。這項研究表明了成年人擁有更多的糖分子抗體，能有效抵禦瘧疾。因此，如果能把成人大腸桿菌產生的特定糖分子製成疫苗使用，就有可能預防和減少兒童患上瘧疾了。

腸道細菌乃是當今一個迅速擴張的研究領域，它們對健康和疾病的影響，現已成為科學界認真對待的課題。吾人深信假以時日，它們的作用也將會被逐一發掘出來，並應用在疾病防治上，造福世間。

腸道細菌對骨髓造血功能有什麼影響？

在免疫學上有一個名詞叫「細胞因子」（Cytokine），它們主要是由免疫細胞分泌的一大類具有廣泛生物學活性的小分子蛋白質。彼等在細胞之間傳遞資訊，調節細胞的生理過程，提高身體的免疫力，惟在異常情況下也能引起炎症和休克等病理過程。

細胞因子現已發現的就有上百種，它們並不是孤立存在的，而是以網路形式發揮著複雜的相互作用。根據功能的不同，細胞因子可分為：白細胞介素（Interleukin, IL）、集落刺激因子（Colony stimulating factor, CSF）、干擾素（Interferon, IFN）、腫瘤壞死因子（Tumor necrosis factor, TNF）以及生長因子（Growth factor, GF）等等多類。其中能刺激骨髓造血幹細胞和分化不同發育階段的造血細胞，並可促進成熟細胞功能的就是集落刺激因子。

這個造血細胞因子的家族成員包括了：粒細胞集落刺激因子（G-CSF）、巨噬細胞集落刺激因子（M-CSF）、粒細胞-巨噬細胞集落刺激因子（GM-CSF）、多重集落刺激因子（Multi-CSF），也稱為第三白細胞介素（IL-3）、幹細胞因子（SCF）和紅血球生成素（EPO）等。

根據中外學者的研究，正常腸道菌群在維持骨髓造血微環境及造血幹細胞增生分化等方面有重要意義。當腸道細菌失調時，宿主造血功能將受到一定的影響，主要通過減少體內第三白細胞介素和粒細胞-巨噬細胞集落刺激因子的產生來削弱造血功能。這兩者的含量可在細胞因子水準上反映出機體的造血狀態。

例如大陸河北醫科大學有項老鼠實驗，以雙歧桿菌為正常菌群結構代表，與造血細胞因子第三白細胞介素和粒細胞-巨噬細胞集落刺激因子作了相關分析發現，雙歧桿菌的數量與造血因子含量之間存在顯著的正相關。

吾人須知，雙岐桿菌是維持腸道菌群平衡的中流砥柱，能製造大量維生素B群以及改善礦物質代謝，這些作用都會促進宿主造血功能的發揮。

另外日本新瀉大學的研究也觀察到，無菌老鼠骨髓粒細胞較正常老鼠明顯減少，外周血和肝臟中的粒細胞數量也降低，表明了腸道細菌可幫助維持骨髓的造血功能和外周血中粒細胞的水準。

貧血是最常見的血液疾病，雖有不一樣的類型與針對性的療法，但從上述可知，如何維護好由雙岐桿菌主導的微生態平衡，避免微生態失調，今後也應該列入治療再生障礙性貧血、缺鐵性貧血或飲食不當的貧血清單裡。

腸道細菌與壓力有怎樣的關係？

壓力是指身體感受到構成對其威脅的任何刺激，而發生的多種激素參與的全身反應。

加拿大壓力學說的創始人 Hans Selye 醫師說過：「唯有一死，人無壓力。」誠哉斯言！壓力如影隨行，無所不在。短期的壓力或許可以成就一個人，長期的壓力則肯定會毀滅一個人，美國國家科學院的報告就指出，壓力對生物體的影響直達基因層次。

上個世紀七〇年代，科研人員即已觀察到腸內細菌會因壓力而產生巨大變化。美國和俄國對太空人的調查發現，在不安與緊張的狀況下，他們腸道的好菌如雙岐桿菌等會明顯減少，而如魏爾斯菌（Welchii）等壞菌則大量增加。

中國大陸對戰鬥機飛行員和核潛艇艇員的研究，以及日本對受訓的自衛隊突擊隊員的研究，結果亦皆顯示腸內菌群紊亂的情況與太空人如出一轍，非常類似。

一般咸認壓力之所以會破壞腸道菌相平衡，乃與腸管運動異常有關，因為自律神經控管腸子的蠕動，一旦身體壓力過大時，交感神經與副交感神經的相互作用即易失調，而引起便祕或腹瀉，這就會造成腸道菌群紊亂，導致壞菌增多，好菌變少。

然而依據日本九州大學須藤信行的研究，促使壓力改變腸道菌群結構和比例的始作俑者，乃是腎上腺產生的兒茶酚胺（Catecholamine）[22]。由於腸內大腸桿菌和部分細菌都含有兒茶酚胺的受體，在這類與壓力相關的激素存在下，它們就會如獲至寶，加快生長，形成優勢，相對的病原性也就提高了。

根據調查統計，現代工商業社會百分之九十的人都患有涉及壓力的疾病。如何抗解壓力，維護身心健康，今已成為大家必修的課程。可莫須捨近求遠，文獻已多所報導，吾人腸道的雙歧桿菌等乳酸菌就能幫助身體增強耐受能力和應激能力了。

例如，愛爾蘭 Cork 大學 John Cryan 的研究，給予老鼠雙歧桿菌或者抗抑鬱藥，將其置於一系列應激環境中，結果發現兩者都有助於增加老鼠的耐力，並降低了與壓力相關的荷爾蒙分泌水準，而改用乳酸桿菌亦同樣獲得相似的情形。

22. 兒茶酚胺是一種含有兒茶酚和胺基的神經類物質，主要包括了去甲腎上腺素、腎上腺素與多巴胺。若分泌過多可能導致高血壓和心肌梗塞，過少則可能引起低血壓和心肌缺血等。

又如，牛津大學的 Phil Burnet 利用「雙歧因子」寡糖，研究了四十五名健康志願者的壓力水準。在這項實驗中，攝取寡糖的受試者體內「壓力荷爾蒙」皮質醇（Cortison，音譯即「可體松」）的水準更低，這個結果與服用抗抑鬱或抗焦慮藥物的效應類似。

顯而易見，我們平日只要維護好雙歧桿菌等好菌在腸道的優勢地位，將不失為一種應付壓力隨時上身的有力法寶。

第4章

保健篇

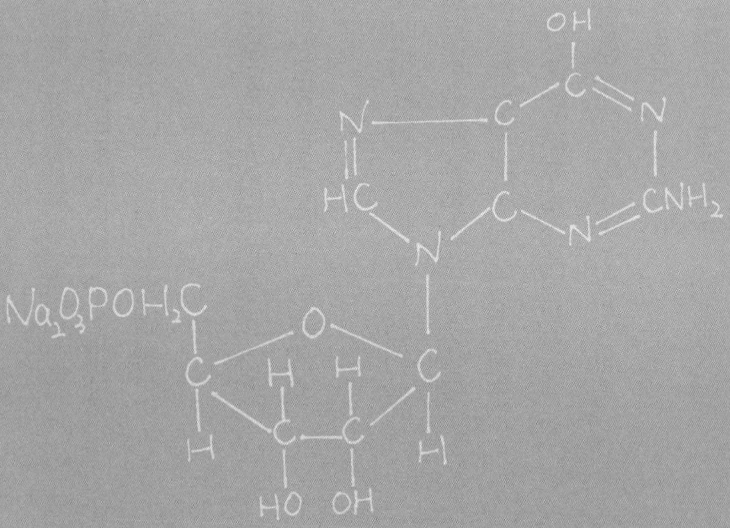

微生態療法的意義和內容是什麼？

今天有別於常規醫療的替代療法（Alternative medicine）何其多，惟能被主流醫學全盤接受的則鮮矣，而微生態療法就是其中之一，因為它確實足以彌補藥物力道所不逮之處。

一九六五年美國 Rockefeller 大學的 Rene J. Dubos 率先將生態學概念和術語，大量應用於腸道細菌的研究，為微生態學（Microecology）的誕生奠定了基礎。

微生態學就是一門探討微生物群與宿主之間的相互關係，以及它們的結構和功能的科學，微生態療法即植根於微生態學的微生態平衡與微生態失調理論的創立和應用，主要手段便是利用宿主身上的正常微生物群，或通過促使正常微生物群生長的物質來調整體內的微生態平衡，以達到治療疾病的目的。

換句話來說，微生態療法可謂是一種「以菌制菌」的治療方法，而其作用是藉由微生態調節劑（Microecological modulator）來實現的。微生態調節劑則可分為三大類：益生菌（Probiotic）、益菌生（Prebiotic）和益生素（Biogenic）。茲簡要說明如下：

益生菌亦稱生物治療劑（Biotherapentic agent），指的是可以改善宿主腸道微生態平衡，同時含有生理性活菌的微生物製劑。它不僅包括特別設計的產品，也涵蓋了優酪乳等發酵食品[23]。目前在市場上所見到的益生菌製劑主

23. 益生菌製劑常見的細菌一覽表

菌屬	菌種
雙岐桿菌屬（Bifidobacterium）	嬰兒型雙岐桿菌（B.infantis） 短型雙岐桿菌（B.breve） 長型雙岐桿菌（龍根菌）（B.longum） 雙叉雙岐桿菌（B.bifidum） 青春型雙岐桿菌（B.adolescentis）
乳酸桿菌屬（Lactobacillus）	乳酪乳桿菌（L.casei） 鼠李糖乳桿菌（L.rhamnosus） 嗜酸乳桿菌（L.acidophilus） 瑞特乳桿菌（L.reuteri） 短乳桿菌（L.brevis） 保加利亞乳桿菌（L.bulgaricus） 德氏乳桿菌（L.delbrueckii） 植物乳桿菌（L.plantarum）
鏈球菌屬（Streptococcus）	乳脂鏈球菌（S.cremoris） 乳鏈球菌（S.lactis） 嗜熱鏈球菌（S.thermophilus）
腸球菌屬（Enterococcus）	糞腸球菌（E.faecalis） 屎腸球菌（E.faecium）
芽孢桿菌屬（Bacillus）	地衣芽孢桿菌（B.licheniformis） 酪酸桿菌（C.butyricum） 枯草桿菌（納豆菌）（B.subtilis） 蠟樣芽孢桿菌（B.cereus）
酵母菌屬（Saccharmyces）	布拉氏酵母菌（S.boulardii）

要是粉劑和片劑形式，有單菌株的，也有聯菌株的，不過菌種的多寡並非意謂著就與效果呈正相關。

益菌生又譯益生元，乃指某些能通過針對性或選擇性刺激宿主腸內一種或幾種細菌活化生長，而促進健康的難消化性食物。迄今最具有代表性的增生劑就非機能性寡糖（Functional oligosaccharide）莫屬了（請參見本書〈寡糖具有哪些生物活性功能？〉一文）。

益生素也譯生物源素，係指乳酸菌的生成萃取液，亦即收集滅活的有益菌分泌物和構成菌體的物質制出的。過去對益生素的研究都專注在腸源性的乳酸菌上，現則已把目光擴大到自然界的乳酸菌群了，因此時下業已流行多年的酵素產品也都可視作益生素製劑。

微生態療法的臨床應用範圍很廣，所能發揮的效應可囊括了保護腸道屏障、提升免疫力度、抑制有害細菌、平衡腸內菌叢、增進營養吸收等諸個方面，對長期濫用抗生素、激素、免疫抑制劑或飲食不當引起的腸道菌群失調，以及進而導致的如肝腎功能損傷等等多種急慢性疾病，都會取得一定程度療效的。

服用益生菌產品真的安全無虞嗎？

自上個世紀六〇年代初，「益生菌」（Probiotic）的概念出現以來，益生菌製劑發展迅猛蓬勃，開發的工藝不斷創新，眾多產品現已廣泛應用在治療疾病上了。這些篩選自人體腸道和傳統發酵食物中的微生物，儘管歷經長時期的臨床實踐已被公認是安全的（Generally regarded as safe，簡稱GRAS），不過在攝取後出現胃腸不適、感染或其它不良反應的案例，仍然時有所聞。

著名的例子就是二〇〇八年在荷蘭所做的一項大型實驗，科研人員將二百九十八名接受常規治療的急性胰臟炎患者，隨機雙盲分成益生菌組和安慰劑組對照研究，結果是投放益生菌製劑的那組有二十四名死亡，而安慰劑組只有九名：另外前者還有九名引起小腸缺氧，其中八名死亡，後者則沒發生。顯然有重病纏身，免疫功能不正常或免疫力低下者，應當慎用益生菌產品。

二〇一五年五月十八日《今日醫學新聞》（Medical News Today）報

導了一篇哥倫比亞大學醫學中心的研究，指出很多益生菌製劑都含有麩質（Gluten）。科研人員對二十二種暢銷的益生菌產品進行測試，其中超過半數標記「無麩質」，但卻顯示有十二種（占百分之五十五）含有麩質蛋白。

吾人知道，麩質是一種存在於小麥、黑麥和大麥中帶有嚼勁的黏性蛋白質，乳糜瀉患者務須在飲食中避開麩質蛋白，因其會啟動免疫系統攻擊小腸絨毛，導致腸道滲漏而造成營養吸收障礙，特別是麩質過敏與各種神經病症的發生密切相關。

專家就指出乳糜瀉有超過三百種症狀，然而大多數的病人未能被確診或誤診為其它疾病。由於乳糜瀉是一種腸道疾病，通常認為補充益生菌製劑理所當然，惟臨床常見的是患者服用後，反而出現的症狀更多，箇中原因應即出在產品被麩質蛋白污染所致。

另外，益生菌製劑魚目混珠也可能存在健康的風險。二〇〇八年加州大學的市調報告就指出，測試了美國市場上十四種益生菌產品後發現，只有一種產品和標籤上註明的細菌是一致的，其它的要麼私自添加了別的菌種，要麼根本沒有標示上所宣稱含有的菌種。

由於幾乎所有體內腸道好菌都曾經從不同感染部位被分離到，雖無直接證據表明是彼等誘發了組織感染，但也因此益生菌製劑潛在的安全問題就一直受到關注。美國醫療保健研究與品質局（the Agency for Healthcare Research and Quality，簡稱AHRQ）在二〇一一年即曾發佈了對雙岐桿菌、乳酸桿菌、鏈球菌、腸球菌、酵母菌以及桿菌類的益生菌產品，在防治疾病和降低風險方面的安全性系統評價，來提供各界參考。

筆者十幾年前就在提倡「吃菌不如養菌」的觀念了，並不認同長期使用益生菌製劑，理由是它們通常都攜帶有耐藥性因子，因為吾人接觸含有耐藥基因的菌株時間越長，耐藥性因子在腸道細菌中相互傳遞的機率就越高，如果有朝一日腸內菌叢大都耐藥了，那麼宿主在遭遇感染時可能就藥石罔效矣！

腸道細菌與運動健身有何關聯？

俗話說得好：「手舞足蹈，九十不老。」國際公認的著名長壽村百歲老人，他們有個共同的特點，那就是一輩子都在從事勞動。在芬蘭有項針對逾七千名男女的研究也發現，很少運動者死亡的機率是長期運動者的四倍。

所謂「流水不腐，戶樞不蠹。」每個人都知道適度運動對全身健康的好處，但今天世界衛生組織（WHO）的專家們卻指出：缺乏身體活動（Physical activity）已成為全球範圍內死亡的第四位主要危險因素！顯然現代的人大都只會光說不練，懶得動身，活絡筋骨。

為什麼運動會讓你健康長壽？儘管研究運動與健康關係的科學報導很多，惟能將腸內細菌聯想在一起思考者鮮矣。因為大家向來欠缺把腸內細菌視為是身體另一個生理系統的概念，無從認識到腸內細菌乃是鍛鍊之所以健身的一個至關重要而不可或缺環節。

不過二〇一四年六月在著名的《腸道》月刊上有篇論文，倒是讓人耳目一新，那是由愛爾蘭 Cork 大學所做的報告。他們收集研究了四十份正在訓練的橄欖球隊員和四十六份體型、年齡相仿的健康志願者血液和糞便樣本，分析結果顯示，鍛鍊可以增加腸內細菌的多樣性，同時有益於健康的菌種諸如「減肥細菌」阿克曼氏菌（Akkermansiaceae muciniphila）[24]等含量也更高，這種細菌數量多寡涉及肥胖和代謝症候群問題。而吾人已知腸道生物多樣性降低與一系列的健康問題有直接關連，所以在運動促進身體健康的機制裡，多樣化的腸內細菌居中起了關鍵性作用是毋庸置疑的。

無獨有偶，美國科羅拉多大學甫登在二〇一五年十二月的《免疫和細胞生物學》雜誌上的動物研究同樣表明，每天進行較多鍛鍊的幼年老鼠有著更優秀的微生物群落結構，與整天靜坐不動的老鼠相比，它們擁有更廣泛種類的有益微生物菌群。

一般人自沒必要像運動員或實驗鼠那樣的鍛鍊，科學研究也已證實，只要持之以恆，養成習慣，每日短暫的運動與長時間運動一樣管用。例如，

24. 阿克曼氏菌是一種黏液素降解細菌，生存在腸內營養豐富的黏液層上，能抵禦有害菌，健康人佔有百分之三至五的數量，其因能提升控制內源性大麻素（Endocannabinoid）的水準，故有助於燃燒多餘脂肪和調節血糖濃度，只要攝取「益菌生」即足使之增殖了。

大陸有學者調查太極拳對老人腸道細菌的影響，就揭示了好菌明顯增多的效應。

又如，走路乃是人類最天然的運動方式，也是最容易實踐和最節省時間的運動方法，英國倫敦政治經濟學院一篇綜合了一九九九年至二〇一二年資料的研究就指出，每週五天，每次半小時以上的走路健身，其減肥效果甚至好於其它的有氧運動。讀者諸君不妨試著看吧！

晨昏顛倒連腸道細菌也受不了？

英國 Surrey 大學發表在二〇一三年二月份《美國國家科學院院刊》（PNAS）上的一項研究指出，每天睡眠時數若少於六小時，將會導致人體內逾七百個基因活動改變和失調，嚴重影響健康。吾人知道，睡眠不足會促進「可以使機體鬆垮掉」的壓力荷爾蒙——「可體松」（Cortison）過量分泌，對身心傷害很大，長期以往將招來全身的慢性疾病。

筆者以前曾寫過一篇題為〈腸內菌能左右睡眠嗎？〉的文章（請參閱

拙作《腸內清道夫寡糖》一書），敍述了腸道細菌會影響睡眠品質。那麼反過來說，睡眠品質也會影響到腸道細菌嗎？在二〇一四年十月十六日的《細胞》（Cell）期刊上有份報告已給出答案了。

地球上所有生命體內都有生物鐘的設置，也就是從白天到夜晚的一個二十四小時循環節律，睡眠、清醒以及飲食行為等都受其調控。以色列的Welzmann科學研究所為了探尋宿主的生物鐘晝夜節律與腸道細菌之間的關係，研究人員對被放在十二小時亮和十二小時暗的「人工晝夜」中的生活規律老鼠，適時進行糞便取樣分析，結果發現，老鼠腸內菌群組成隨晝夜變化而不一樣，其週期性變化不僅表現在組成上，更表現在功能上。

這些功能在白天和夜晚的分佈並不相同，光線較暗的夜間是老鼠最活躍的時候，腸道細菌會涉及能量代謝、DNA修復並不斷增長；而在光線較強時，它們則變為「管家」，比如解毒、對環境的感知和長出鞭毛幫助運動等。

接著讓實驗老鼠喪失生物鐘功能的研究則顯示，老鼠的腸道細菌幾乎完全失去了晝夜週期性變化；彼等所涉及的大部分功能也幾乎不呈現晝夜變化。這說明腸道細菌在組成和功能上的晝夜週期性改變的形成，依賴於宿主生物鐘的正常運作。同時科研人員還發現規律的攝食，可重新建立起已失去生物鐘功能老鼠的腸內菌群晝夜週期性變化，這也意謂著腸道細菌的變化會直接受到攝食時間的影響。

隨後研究團隊在老鼠身上模擬人類的時差反應，觀察腸道細菌所受到的「倒時差」影響。四周以後老鼠倒出了「時差病」，進食不規律，腸內菌群的晝夜週期性變化亦遭破壞。而在實驗進行到四個月後，即便是餵食正常的食物，有時差反應的老鼠還是出現了超重和脂肪量增加的情況，這個結果表明腸道菌群失調與時差反應相關的肥胖等代謝問題是存在聯繫的。

以色列科學家的這篇論文揭示了腸道細菌的生物鐘與其宿主具有同步性，它們晝夜節律的睡眠等會受到宿主生物鐘的影響，後者生物鐘的紊亂不但左右前者的豐度變化，而且還提高了慢性疾病發生的風險。

少葷多素才是真正健康的飲食嗎？

著名的《自然》雜誌二〇一三年曾刊出一篇哈佛大學 Peter j. Turnbaugh 等人的論文，表明飲食不同會影響我們腸道菌群的構成與其基因表達。在這個實驗裡，年輕健康的十一名志願者分成兩組，連續五天裡分別吃以植物為基礎的素食，或以動物源性為主的葷食。研究結果顯示，飲食成分的不同會很快就改變腸內細菌的種類和數量，尤其動物性的食物使得腸內環境變差，誘發炎症性腸病，例如，以肉為主的受試者，一種會引起發炎的沃氏嗜膽菌（Bilophila wadsworthia）[25]就增加了八倍，反而主素者這組卻減少了三倍。

二〇一五年該研究團隊繼而在《細胞宿主&微生物》（cell host & microbe）期刊上發表一篇利用五種不同的近交系老鼠、遠交群老鼠和轉基因老鼠的實驗觀察，結果發現，高脂高糖飲食對個體腸道菌群環境的改變，相較於宿主基因型還起到更為重要作用。日本北海道大學的一項研究也揭示

25. 硫酸鹽還原菌屬（Sulfate-reducing bacteria）裡的沃氏嗜膽菌在自然情況下數量很少，但腸內膽汁豐富時就會大量增殖，高脂飲食能使其在腸道菌群中所占比例激增到百分之六。

了食用脂肪多的食物會促進更多膽汁分泌，進而殺死對人體有益的細菌，對腸內細菌平衡有破壞作用。由此可見「少葷多素」顯然是健康飲食的黃金準則。

腸道細菌對宿主的膳食是很敏感的，日本權威學者光岡知足等人早在二十幾年前便已展開相關的調研了。不論以肉食或是素食為主的飲食，都能讓腸道細菌的種類、組成和活動快速發生變化，其出現的時間和尺度是超乎吾人想像的。

由於腸內細菌主要是從我們所吃下去的食物來獲取養分，為了生存，可以想見它們之間的競爭一定非常激烈，所以只有學會適應宿主飲食習慣的屬種，才有可能在你爭我奪的環境裡繁衍下去，久而久之這類細菌也就變成優勢了。過去吾人即知的肉食主義者腸內壞菌產氣莢膜梭菌（又名魏爾斯菌）多而好菌雙岐桿菌少，素食主義者則剛好相反，就是這個道理。

古籍《呂氏春秋》裡頭有句話：「肥肉厚酒，務以自彊，命之曰爛腸之食。」肉類吃多了導致腸道菌相改頭換面，點燃星星之火——炎症，不但容易引起各種腸道疾病，更是諸多慢性疾病如心腦血管疾病、糖尿病、肥胖、代謝症候群、過敏症、老年癡呆症和癌症等等發生的源頭。

所以吾人最根本的養生之道，就在於平時要養成「輕葷重素」的飲食習慣，因為只有這樣，像雙岐桿菌等一類喜素厭葷的好菌方能在腸內保有主流地位，維持著平衡的腸道生態環境，那麼一生健康少病還是可以預期的。

腸道細菌與營養不良的關聯性如何？

一般所謂營養不良，通常是在描述因食物攝入不足、不適當、吸收不好或身體過度損耗營養素所造成的健康狀況。

營養不良是全球小孩常見的現象，特別是三歲以下的嬰兒，惟其原因並不能全然歸責於食物短缺等問題上，在這裡面腸道細菌可是一個發病很重要的因素。

美國華盛頓大學的 Michelle I. Smith 有項研究，團隊調查了非洲馬拉威三百一十七對雙胞胎到三歲為止的生活狀況，結果有一半雙胞胎保持著良好的營養狀態，而在其他的雙胞胎中有百分之四十三表現營養不良，其中有一人或兩人出現了誇休可爾症（Kwashiorkor）[26]。

在對罹有該疾患的小孩和他們的雙胞胎採取了以花生醬為基礎的食療後，顯示患有嚴重營養不良小孩的腸道細菌在接受治療過程中，日趨與營養狀態良好的小孩相似，然而當治療停止時，其微生物組成又會恢復至初始狀態。

研究人員進一步將每位健康和患誇休可爾症雙胞胎的糞便菌群轉移到無菌老鼠的體內，結果發現那些接受了患病雙胞胎腸道細菌的老鼠，也會像有這種菌群的人類一樣出現營養不良的症狀。

這篇發表在二〇一三年《科學》雜誌的研究清楚表明，腸道細菌與誇休可爾症的營養不良相關，也提示了嬰兒在三歲以前若營養不良或失調，勢必會造成不可逆轉的傷害。

在臨床上，人們常見合理的營養干預與飲食，總是不能有效治療兒童的

26. 誇休可爾症（Kwashiorkor）即指惡性營養不良，通常發病人群為一至四歲兒童，一般咸認是由於蛋白質和微量營養素的缺乏所致。症狀包括腫脹的腹部、皮膚潰瘍以及體重下降等等。病名乃系由牙買加醫生 Cicely D. Williams 在一九三五年提出的。

營養不良或者體重偏低和生長遲緩，其實徵結就是出在患者腸道細菌構成的異常。

印度學者Gupta SS等人二〇一一年登在《腸道病原體》（Gut Pathogens）期刊的一篇報告即指出，在營養不良兒童腸內擁有豐度很高的彎曲桿菌科（Campylobacteraceae）和螺桿菌科（Helicobacteraceae）等的細菌。吾人須知，它們之中如空腸彎曲菌、結腸彎曲菌或幽門螺桿菌等，只要增殖過量就會有致病性，這些變多的菌群會造成營養物質吸收的障礙，同時影響到腸道細菌整體的代謝能力。

我們現已知道腸內正常菌群會幫助消化吸收食物，並合成包含蛋白質、短鏈脂肪酸、維生素B族和維生素K等營養素來給宿主利用，也密切參與鈣、磷、鐵、鋅、錳等礦物質的代謝。所以通過調整腸道細菌，尤其是增加像雙岐桿菌這類有明顯營養作用的益生菌，在營養不良的臨床治療上應會獲得更的大改善。

腸道細菌是如何參與藥物作用的？

二〇一五年十一月五日的《科學》雜誌同時刊登了兩篇有關腸道細菌與抗黑色素瘤藥物療效的報告。法國里爾大學的研究指出，腸內若擬桿菌目（Bacteroidales）和伯克氏菌目（Burkholderiales）的細菌減少，專門治療黑色素瘤的藥物效果就會變差，而美國芝加哥大學科研人員則發現，使患者用藥有效的關鍵細菌是在於雙岐桿菌。

我們知道，通常抗癌藥物都是基於提振免疫系統來研發的，腸內具有免疫賦活作用的細菌，像脆弱擬桿菌（B. fragilis）和雙岐桿菌等數量多了，就能為藥物加把力道，強化療效是可理解的。

過去西藥的開發並不會與腸道細菌聯想在一塊，腸道細菌與藥物的相互作用研究是從中藥開始的。早在上世紀七〇年代，日本富山大學的小橋恭一等人就有系統地做了大量的工作，這十幾年大陸學者的投入亦不遑多讓。

腸道細菌在其生長過程中會產生多種多樣的酶類，參與很多的機體反應，其中包括外來物質的代謝。而它們對藥物成分進行轉化的可能結果即是：一、使原來無活性的物質轉變為有活性的代謝產物；二、將活性物質轉化為其他活性物質；三、轉化為無活性或活性降低的物質；四、產生有毒物質或使有毒物質毒性降低。

現在吾人已經清楚，中藥含有的糖苷類成分，例如黃酮、皂苷、香豆素、蒽醌和木脂素等，在腸道內吸收差，生物利用度低，滯留時間較長，得經腸道細菌代謝後，才可以相應的苷元（**Aglycon,** 糖苷類化合物中與糖縮合的非糖部分）形式被吸收，發揮其藥理作用。

不過腸道細菌參與外來物質代謝，必須注意其可能出現的毒副作用。中藥一些糖苷類成分如芸香苷和槲皮苷等，在通過腸道細菌轉化後，即會產生潛在的毒性物質。又如西藥治療大腸癌的伊立替康（Irinotecan）所導致的腸道毒性不良反應，也就是腸道細菌的傑作。

再如，科研人員發現大陸二〇〇八年的毒奶粉事件，即緣於三聚氰胺在腸內克雷伯氏桿菌（Klebsiella）的代謝作用下轉變為三聚氰酸，經過血液循環，三聚氰酸與三聚氰胺在腎小管中形成結晶，堵塞腎小管致而產生腎毒性。

英國帝國理工學院代謝組學的權威專家 Jeremy K. Nicholson 就毫不懷疑細菌能極大影響人體對藥物的反應。為何同樣是一帖藥，效果會因人而異呢？答案就是腸道細菌的作為。

為什麼說膳食中的多酚是一類益菌因子？

今天只要有保健觀念的人，應該都聽過「多酚化合物」這個名詞。它們超過八千種，廣泛存在於植物界中。由於人們日常飲食裡的水果、蔬菜、穀物、茶葉、咖啡、可可和葡萄酒等等都含有這類成份，所以來自食物的酚類就被稱之為「膳食多酚」（Dietary polyphenols）。

多酚按照結構概可分為類黃酮和非類黃酮化合物兩大類，前者包括黃酮醇、黃烷酮、異黃酮和花色苷等，後者包括咖啡酸、桂皮酸、綠原酸等小分子酚酸和鞣酸（即單寧，Tannins）。

多酚化合物具有多方面的生物活性，現已累積大量研究證實，多酚是強有力的抗氧化劑，可以保護心腦血管和神經，抑制癌細胞增殖，降低炎症反應以及抗衰老等等。不過你知道嗎？這些功能要高效發揮出來，得靠腸道細菌的幫忙才行！

因為膳食多酚大都無法被身體直接吸收利用，必須經過腸道細菌所分泌的各種酶降解轉化後方有可為。在代謝途徑中，多種腸道細菌以特定的順序發揮作用，不同的細菌製造不同的酶，來催化不同的反應。例如，芸香苷（**Rutin**）只有在腸道細菌產生的鼠李糖苷酶、β-葡萄糖苷酶等的作用下釋出槲皮素（**Quercetin**）後才能進一步被消化吸收，這個過程需要優桿菌（**Eubacterium**）和梭狀芽孢桿菌（**Clostridium**）等所屬的細菌參與。

而腸道細菌的組成不同也會影響多酚物質的代謝降解，故其生理活性會因人而異。例如，大豆異黃酮要轉化成雌馬酚（**Equol**）為身體所用，腸內須擁有像中間鏈球菌（**Streptococcus intermedius**）和卵形擬桿菌（**Bacteroides ovatus**）等這類細菌始能克竟其功。

膳食多酚與腸道細菌之間互動的另一面，就是前者對後者的影響，不同的酚類及其代謝產物對腸道菌群的作用並不同。現有的體內、體外實驗結果均表明，多酚本身或代謝產物可選擇性地調節腸內細菌生長，抑制魏爾斯菌

（Welchii）、綠膿桿菌等有害菌，促進雙歧桿菌、乳酸桿菌等有益菌的增加，降低腸菌分泌的致病酶活性，減少厚壁菌門（Firmicutes）和擬桿菌門（Bacteroidetes）的比例，從而優化腸道菌群結構，對宿主健康產生積極的意義。甚至有研究指出，類黃酮促成的腸內細菌改變，跟母乳的效果差不了多少。

由於膳食多酚或代謝產物不但具有類似選擇性抗生素的作用，可以抑制有害菌的生長，減少有益菌的競爭對手，而且也是促進有益菌繁殖的營養源，因此吾人認為它們乃是一類比膳食纖維對健康更有好處的益菌因子。說不定有朝一日會被視為人體的第八大營養素[27]呢！

世界上最天然渾成的寡糖存在哪裡？

筆者在課堂上常會提出這個問題，然學生知曉者鮮矣，答案就是母乳。人類乳中所含有的寡糖稱為人乳寡糖（Human milk oligosaccharides,

27. 人體所需要的七大營養素公認是：蛋白質、脂類、碳水化合物、維生素、礦物質、水和膳食纖維。

HMOs），它們由哺乳期的乳腺細胞合成並隨母乳分泌體外，直接進入嬰兒消化道，從而發揮重要的生物學功能。

人乳中的寡糖約占碳水化合物的百分之十（乳糖占百分之九十），大量存在於初乳中，而在成熟乳中的水準則有所下降，譬如，產後第四天時寡糖品質濃度約為2.1 g/ 100 mL，而第一百二十天時則約為1.3 g/100 mL。

寡糖是由二至十個單糖分子聚合而成，以糖苷鏈連接形成的一類短鏈碳水化合物，它們廣泛存在於自然界中，包括動物的乳汁在內。但人乳寡糖與動物的乳汁不同，不僅種類較多，含量也高，其主要組成單元包括葡萄糖、半乳糖、N-乙醯葡萄糖胺、岩藻糖和N-乙醯神經氨酸（即唾液酸），這些單糖以不同比例和特殊的連接方式形成了一百三十多種寡糖，寡糖組分則會隨哺乳期的變化而改變。惟目前科學家能確認的寡糖結構只有八十多種，且大都無法人為複製，人乳寡糖組成的複雜性或者說大自然的鬼斧神工，由此即可見一斑矣。

早在上個世紀二〇年代，學者即發現人乳中除乳糖之外，還含有重要的在牛奶中不存在的碳水化合物，當初就有「雙岐因子」這個名稱和概念了，不過遭誤認為可能是維生素類物質，一直到了五〇年代才確定「雙歧因子」原來是一些不能消化的短鏈碳水化合物，亦即吾人如今所謂的寡糖，惟其真正被分離出來卻是六〇年代的事了。

現代醫學業已承認：人乳餵養嬰兒培育起來的完整腸道菌群，乃是免疫系統後天形成的關鍵性因素，小孩日後終生很少會發生過敏性疾病，箇中人乳寡糖可產生非常重要的作用；人乳寡糖促進雙歧桿菌增殖，使得腸道酸鹼值降低，從而抑制致病菌的生長，減少了嬰兒的感染風險；人乳寡糖是嬰兒大腦神經細胞早期生長不可或缺的N-乙醯神經氨酸和神經節苷脂（Ganglioside）的重要來源，有利於新生兒大腦的發育成熟。職是之故，為了下一代的健康成長，媽媽喂哺母乳是絕對必要的！

走筆至此，有一個令大家好奇的問題就是：在母乳中為什麼會有雙岐桿菌呢？有人認為身體在收到分娩的信號後，孕婦腸內雙岐桿菌就會被淋巴細胞捕獲，而通過循環運送到乳汁中。其實母親的乳腺導管裡也存在有正常菌叢的，西班牙的科研人員就發現母乳裡含有七百多種細菌。不過，嬰兒吮奶應該也與母乳裡含有雙岐桿菌等細菌有關，因為這些細菌同樣生存在口腔裡面，換言之，奶中的細菌還涵蓋了乳汁在泌出後接觸到乳頭出現的。

寡糖具有哪些生物活性功能？

現在對很多人來說，寡糖已不再是個陌生的名詞了。這種碳水化合物是由二至十個單糖聚合而成的，根據其生物學功能概可分為普通性寡糖和機能性寡糖兩類，前者如蔗糖、麥芽糖等可被消化吸收，若吃多了有損健康，後者難被消化吸收，卻具有特殊的生理作用。

機能性寡糖另有外源的和內源的區別，時下通常所謂的寡糖，均指外源的機能性寡糖而言，這些寡糖存在於塊根類植物和海藻裡，迄今被開發出來的已有二十多種[28]。由於寡糖構型和分子量大小的不同，它們的生物活性也各擅勝場。總的來說，外源性機能寡糖的功效可涵蓋下列十項：

一、增殖腸道雙歧桿菌等有益細菌，抑制有害菌，調節腸內菌叢平衡。

二、通過啟動細胞免疫和體液免疫，提高身體的免疫能力，對抗感染。

三、有益腸道黏膜上皮細胞的排列，增加黏膜層的厚度，健全消化道。

四、降低中性脂肪、膽固醇和腸內氨的濃度，改善脂質和蛋白質代謝。

五、營造酸性的腸道環境，防治便祕和腹瀉，強化對鈣等礦物質吸收。

六、促進集落刺激因子分泌，活化骨髓造血幹細胞，增強造血的功能。

七、提升外周組織對葡萄糖利用，增加血液中胰島素水準，穩定血糖。

28. 當今具有代表性的機能寡糖一覽表

名稱	來源
異麥芽寡糖（Isomalto oligosaccharide）	玉米澱粉
果寡糖（Fructo oligosaccharide）	蔗糖
半乳寡糖（Galacto oligosaccharide）	乳糖
大豆寡糖（Soybean oligosaccharide）	大豆乳清
木寡糖（Xylo oligosaccharide）	玉米芯、蔗渣等
乳果寡糖（Lactosucrose）	乳糖、蔗糖
甘露寡糖（Mannan oligosaccharide）	魔芋
乳酮糖（Lactulose）	乳糖
殼寡糖（Chitosan oligosaccharide）	蝦殼、蟹殼等
瓊脂寡糖（Agaro oligosaccharide）	紅藻類
卡拉膠寡糖（Carrageenan oligosaccharide）	紅藻類
褐藻寡糖（Alginate oligosaccharide）	褐藻類

八、調節與自由基代謝相關的酶，抑制自由基活性，發揮抗氧化作用。
九、減少一級膽汁酸轉為二級膽汁酸的反應，有利於降低癌變的發生。
十、不會被蛀牙菌的葡萄糖轉移酶和口腔澱粉酶分解利用，預防齲齒。

而所謂的內源性寡糖則是存在於身體裡面，很意外吧！除母乳富含寡糖早為人們所知外（請參見本書〈世界上最天然渾成的寡糖存在哪裡？〉一文），因拜上個世紀九〇年代醣生物學（Glycobiology）的興起，科學家發現在細胞膜上都覆蓋有寡糖，那就是細胞表面接受器的主要成分——糖蛋白所附著的醣鏈。醣鏈乃是由葡萄糖、半乳糖、甘露糖、岩藻糖、木糖、N-乙醯葡萄糖胺、N-乙醯半乳糖胺和N-乙醯神經氨酸（即唾液酸）等八種單糖所構成的寡糖鏈。

根據專家的研究，寡糖鏈宛如是細胞的天線，其能輔助體內細胞通訊能力，提高細胞之間的交通品質和效率，在信號分子傳遞上發揮著重要的作用。不過由於醣鏈結構的多樣性與複雜性，目前吾人想要分離純化或合成內源性寡糖，依然還有很高的難度尚待攻克，並無法像外源性食用寡糖那樣，早已被廣泛應用在醫療和保健食品上了。

當今哪種寡糖是膳食碳水化合物的領頭羊？

標準答案就是異麥芽寡糖（Isomaltooligosaccharide 簡稱 IMO）。這種食用性寡糖乃是腸內細菌權威學者光岡知足首先發現的，一九八二年由日本林原公司成功開發，一九八五年昭和產業公司正式推向市場，迄今已被普遍地應用到多個領域上了。

異麥芽寡糖亦稱分枝寡糖，因其糖分子構象與麥芽糖不同，故名異麥芽寡糖，主要包括了：異麥芽糖、異麥芽三糖、異麥芽四糖和潘糖（Panose）。它在某些發酵食品如醬油、清酒或黃酒等中也可見少量存在。工業化生產的異麥芽寡糖，則係以澱粉製成的高濃度葡萄糖漿為底物，通過酶法催化和轉移反應而獲得的。

異麥芽寡糖擁有優良的理化特性，耐酸耐熱，穩定性高，保濕性強，水活性低，也難被酵母菌等分解，可以方便添加到高溫滅菌或酸度較高的食品中，不必擔心加工工序造成的損失，因此深受國內外食品業界廣泛的青睞，乃是當今全球機能性食品（Functional Food）裡最熱門的添加要素

（Ingredient），年產量最高，堪謂膳食碳水化合物的火車頭。

很少人知道異麥芽寡糖另外有個暱稱，即專家所稱的「維生糖」（Vitasugar），顧名思義便知其具備有獨特的生理功能。異麥芽寡糖最直接的作用即在於促進有益菌的生長，諸多體外、動物和人體實驗均證實它乃是雙岐桿菌的專屬碳源——典型的雙岐桿菌增殖因子，光岡知足的研究就表明，在攝取異麥芽寡糖後能增加雙岐桿菌十至一百倍。

茲將異麥芽寡糖通過雙岐桿菌增殖而產生的健康效應綜述如下：

一、改變腸道生態環境，抑制有害菌生長，維持菌相平衡。

二、分泌短鏈脂肪酸，降低腸道酸鹼值，防治便祕和腹瀉。

三、改善消化不良，增加食慾，促進食物消化和營養吸收。

四、合成蛋白質和維生素，提升鈣等利用，預防骨質疏鬆。

五、調節脂類物質代謝，降低膽固醇和三酸甘油脂的含量。

六、降解血清和尿中有毒物質，保護肝臟，有益洗腎患者。

七、減輕潰瘍性腸炎黏膜損傷，修復腸滲漏，改善過敏症。

八、調整抗生素和放化療等醫源性及壓力引起的內臟失調。

九、啟動細胞免疫和體液免疫，抵禦疾病，防止癌症發生。

十、增強抗氧化能力，減少自由基的傷害，延緩機體衰老。

由於異麥芽寡糖在製造過程中的酶解作用和程度不同，其寡糖組分的含量會有很大差異。根據產品固型物的比例，異麥芽寡糖現在國際市場上共有百分之五十液體（IMO-500）、百分之九十液體（IMO-900）和百分之九十粉末（IMO-900P）等三種類型。

目前臺灣、大陸和日本雖有多家生產廠商，但還是以'Made in Taiwan'的最好。在新加坡發行的《亞洲科學家》（Asian Scientist）英文雜誌，二〇一四年即曾經專文介紹過臺灣某個品牌，文章標題就是「全球首個百分之九十七點五純度的有機異麥芽寡糖」。現在這支產品已被大陸最高級別的「三級甲等醫院」臨床營養科正式採用（大陸註冊商標「我力夠」），由此也可印證其品質有多好了。

文經社

■ health 3
漫漫腸路停看聽
作　　者｜姚紀高
社　　長｜吳榮斌
總 編 輯｜陳莉苓
特約編輯｜羅瑜瑤
美術設計｜周秀青

出 版 者｜文經出版社有限公司
地　　址｜新北市三重區光復路一段 61 巷 27 號 11 樓
電　　話｜02 22783338　　傳　　真｜02 22783168
E – mail｜cosmax27@ms76.hinet.net
法律顧問｜鄭玉燦律師 (02)29155229

初　　版｜第 1 刷　｜2016 年 5 月

定　　價｜250 元（缺頁或裝訂錯誤請寄回本社更換）
Printed in Taiwan

國家圖書館出版品預行編目 (CIP) 資料
漫漫腸路停看聽 / 姚紀高著 .
-- 初版 . -- 新北市 : 文經社 , 2016.05　面 ;　公分
ISBN 978-957-663-743-8(平裝)
1. 腸道病毒 2. 健康法
415.55　　　　105004465